国家医学中心创建经验丛书

总主编 梁廷波 黄 河

浙一路·与世界同行

梁廷波 黄 河 主编

ZHEJIANG UNIVERSITY PRESS
浙江大学出版社
·杭州·

图书在版编目（CIP）数据

浙一路·与世界同行/梁廷波,黄河主编.-- 杭
州 : 浙江大学出版社,2024.3
ISBN 978-7-308-24708-5

Ⅰ.①浙… Ⅱ.①梁… ②黄… Ⅲ.①医疗队—对外
援助—概况—浙江 Ⅳ.①R197.8

中国国家版本馆CIP数据核字（2024）第046659号

浙一路·与世界同行

梁廷波　黄　河　主编

责任编辑	张凌静	
责任校对	殷晓彤	
封面设计	周　灵	
出版发行	浙江大学出版社	
	（杭州天目山路 148 号　邮政编码：310007）	
	（网址：http://www.zjupress.com）	
排　　版	浙江大千时代文化传媒有限公司	
印　　刷	浙江省邮电印刷股份有限公司	
开　　本	710mm×1000mm　1/16	
印　　张	17.25	
字　　数	260 千	
版印次	2024 年 3 月第 1 版　2024 年 3 月第 1 次印刷	
书　　号	ISBN 978-7-308-24708-5	
定　　价	168.00 元	

《浙一路·与世界同行》编委会

主　　编　梁廷波　黄　河
副 主 编　虞朝辉
编　　委　（按姓氏拼音排序）

岑　超	崔　晓	傅广候	甘树媛	郭仁勇
韩　杰	何凤璞	胡奇达	胡　欣	计彩红
江金财	金　琳	李　谷	李　想	李卓扬
刘晓坤	楼国华	楼险峰	吕　喆	骆文宗
马　涵	牟　芸	潘彩飞	庞　抒	彭晓荣
史贝裔	孙佳耐	索珊珊	童　鹰	屠政良
王　兰	王　晴	王英杰	文　雪	吴　俊
吴荣寰	徐唯玮	徐　莹	杨光叠	俞　超
张雪群	张　仪	张岳林	赵凤朝	赵雪红
周官辉	周　华	周天安	周伟斌	朱建芳
朱丽琴	朱　昱	竺鑫丽		

封面插图　郑钊毅
辑封插图　尤启汉　肖安斌

前 言

　　当前，世界之变、时代之变、历史之变正以前所未有的方式展开，促进世界和平与发展、构建人类命运共同体成为我国新型国际关系的主旋律。为了在构建人类卫生健康共同体的伟大征程中更好地贡献浙一力量，近年来，浙江大学医学院附属第一医院（简称浙大一院）持续保持开放合作定力，主动走向世界，构建了覆盖全球的交流合作网络，在国际化医学人才培养和援外医疗工作方面取得了可喜的成绩。

　　浙大一院与全球数十家顶尖高校和医疗机构建立了常态化医学人才联合培养机制，每年选派大批医学骨干赴海外研修学习，致力于开拓医学人才国际视野，提升其全球胜任力和竞争力，为医学创新和参与全球治理做好人才储备。

　　助力人类卫生健康共同体建设，积极参与援外医疗事业，一批又一批浙一人告别家人，远赴他乡，与当地人民一起风雨同行，用心血和汗水践行医者承诺，用温暖和爱心浇筑友谊桥梁，充分发扬了"不畏艰苦，甘于奉献，救死扶伤，大爱无疆"的中国医疗队精神。

　　在贯彻落实党的二十大精神的开局之年、构建人类命运共同体理念提出十周年之际，为了更好地总结并分享优秀医学人才在海外学习奋斗的宝贵经历以及医疗援外的感人故事，我们特编写《浙一路·与世界同行》。

本书分为两篇。第一篇为"走向世界：成为国际化医学人才的必经之路"，邀请了近年来赴世界知名机构研修的医学人才分享学习期间的所见所闻、体会与感悟，以及回国后对个人及学科发展带来的积极影响。第二篇为"援外医疗，助力人类卫生健康共同体建设"，展现了近年来浙一人在援外之路上的珍贵画面，以及护佑生命、无私奉献的大爱情怀。

　　本书在编写过程中得到了浙大一院各位领导和医护工作者的大力支持，在此表示衷心感谢。

　　编写过程中难免有疏漏、不足之处，敬请广大读者朋友批评指正。

编委会

2023 年 8 月

目　录

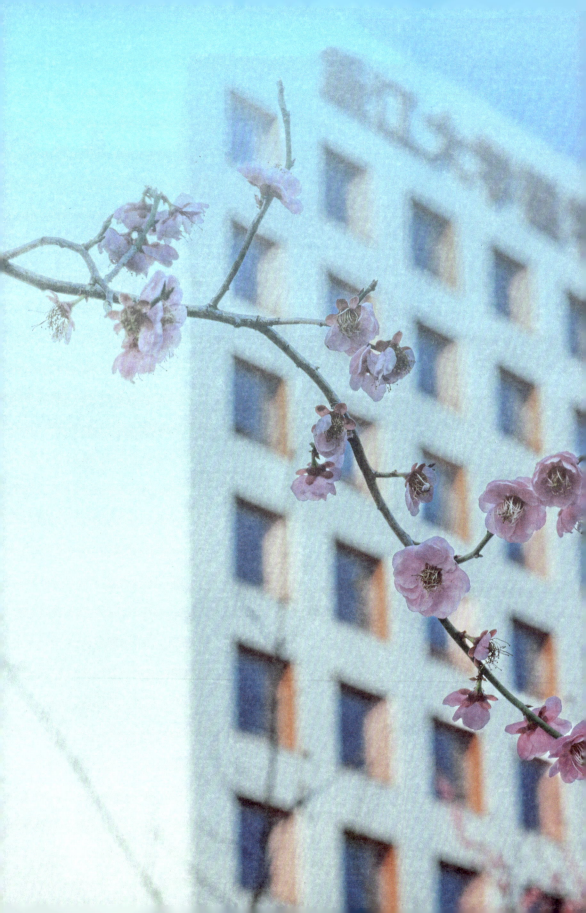

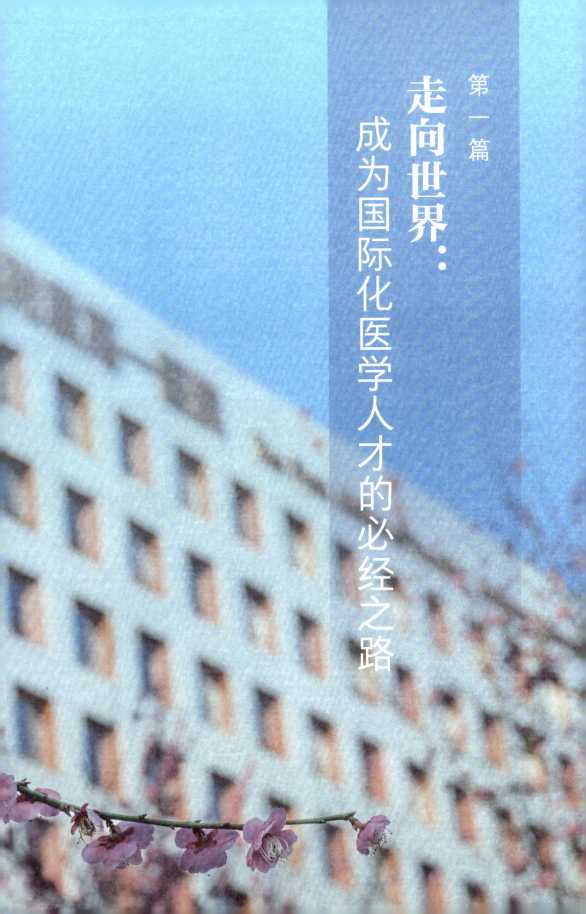

第一篇

走向世界：成为国际化医学人才的必经之路

蒙村拾遗 La vie à Montréal
——加拿大蒙特利尔心脏病中心访学纪行

心脏大血管外科 骆文宗

2016年，通过和加拿大蒙特利尔心脏病中心（Institut de Cardiologie de Montréal）的丹尼斯·布夏（Denis Bouchard）教授联系，我获得了前往加拿大魁北克省蒙特利尔培训的机会。因为魁北克省是法语区，在那里生活和学习都离不开法语，所以我提前做好语言准备。在通过了对方的面试后，我于2018年1月到达加拿大蒙特利尔心脏病中心，开始为期3年的工作和学习生活。

蒙特利尔是加拿大仅次于多伦多的第二大城市，圣劳伦斯河贯穿城市南北。尽管如此，这里的基础设施相对老旧，人口密度很低，到了夜间，周边地区人迹罕至，因此很多国内的朋友会亲切地称这里为"蒙村"。"蒙村拾遗"也就取义于此。

在加拿大期间，工作和学习都充满了挑战，我通过日记的形式一一记录。在此摘取日记中的几个片段，希望与各位读者分享在异国他乡的学习与生活。

初来乍到

2018 年，圣诞节刚过，我启程赴加拿大进行心脏大血管外科的临床学习。

此刻，经过十余个小时的长途飞行，飞机还在跑道上滑行。透过机舱的窗户，我被漫山遍野的积雪深深吸引，即使已是三十好几，也不免联想起小时候白雪皑皑的童话世界。我终于到达了此行的目的地——蒙特利尔。都说加拿大生态环境保护得好，空气格外清新，我在闷热的机舱里憋不住了，迫不及待地走出机舱，站在舷梯上，深吸上一口加拿大的空气："啊！太冷，太刺激了！"

蒙特利尔和美国的纽约州接壤，纬度和我国的黑龙江省相当，一年当中有5 个月是冬季。每年刚刚进入 11 月就开始下雪，20 毫米以上的大雪实属平常，30 毫米以上的暴雪也是频频光顾。漫天的飞雪就像打翻的盐瓶一样从天上倾泻下来，不一会儿就把路边的景物给覆盖了。厚厚的白雪带来的不总是浪漫，日夜工作不停的扫雪车将积雪清除到城市主干道的两侧，市政部门在路边撒的盐将部分雪融化，到处都是湿哒哒的。加上昼短夜长，因此走在这座城市里，一年中有半年世界只有黑与白两个色调。隆冬季节，这里的最低温度下降到零下30℃以下，来之前我也特意准备了厚厚的大衣御寒。尽管你可以用棉帽、大衣把自己裹得严严实实，但哪怕只是露出半个脸，那外露部分的皮肤也会被飞舞的雪花打得生疼，渐渐麻木。

和大多数北美城市的布局类似，蒙特利尔是由一个大都会地区和周围的数十个卫星地区合围而成的城市群。我学习的医院（蒙特利尔心脏病中心）是一家心脏病专科医院，位于 1976 年蒙特利尔奥运会的主体育场旁，环境非常优美。

完成报到手续以后，我开始为出行方式犯愁了。

2017 年，蒙特利尔刚刚过了建城 350 周年的生日。虽然这座城市的历史并不十分悠久，但是她的基础设施已部分陈旧。她有为 1976 年奥运会建设的地铁，但都设在都会区，如果要到稍微偏远一些的地区，例如我所在的医院，地铁是叫不应的了。另外，城市公交系统对于初来乍到的外地人也并不友好，最要命的是，公交站上没有很清楚的站牌标识，对车辆行驶方向无明确指示。我常常因为坐错

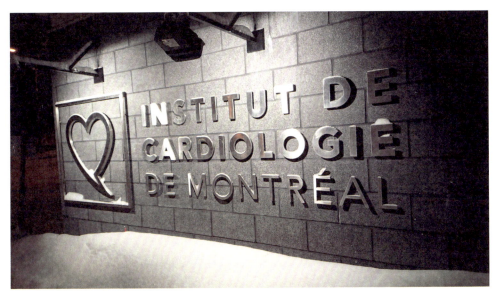

白雪皑皑中的蒙特利尔心脏病中心

了方向而耽误了不少工夫。于是，考驾照便成了我的首要任务。

在咨询了医院同事后，我通过线上系统预约了理论考试。查看导航，到考场大约是 30 分钟的步行路程，为了避免公交坐错方向，我决定步行前往。那天没有下雪，但人行道上还是有厚厚的积雪，我一脚踩进去，深及小腿，拔出来，裤腿已经湿了。我一看表，顾不上那么多了，走吧。出发的时候我是里里外外裹得很严实的，但是没什么雪地里行走的经验啊，加上赶时间走得快，越走越热。走了 15 分钟，我几乎把所有的衣服都已经系在腰上了。沁人心脾的凉气被吸进热腾腾的胸腔，然后变成白烟，调皮地从鼻孔里冒出来，飘得无影无踪。我飞步走在雪地上，突然意识到，我大约已经适应这里的气候了。

行医生活

完成报到手续以后，我成为蒙特利尔心脏病中心的一名主治医生（fellow）。虽然我的业务科室是心脏大血管外科，但是为了让我尽快熟悉医院系统，我被安排到重症监护室工作。每天上午，在第一台正台手术患者出来之前，我们要做的事情便是认领好各自要管理的患者，查看患者的状态和病程记录。为了给正台患者腾空床位，我被分配到的第一件事就是给前一天手术平稳的患者写转科记录。尽管通过成熟的电子病历系统，我可以查看患者的一切检查和检验信息，但由于这里的病历内容居然还是保持手写的状态，在翻开病历的那一刹那，我就直接傻眼了，好多陌生的医疗专业词汇的缩写和药品名称，加上医生的手写真迹，完全看不懂，简直就是大写的尴尬啊！查词典吧，我连字母都辨认不出来，怎么查啊！头一歪，看见隔壁床的主治医生正在奋笔疾书，那我抄一个吧。"师兄，这个词是什么？"那小伙也不含糊，一通解释。我明白了，满脸堆笑地说道："谢谢，谢谢啊！"等我回到自己桌前，又犯了难，这第二个词又是什么啊？于是只好拉下脸来再去问……就这么重复着这样的过程，问了三四个词的工夫，那位兄弟已

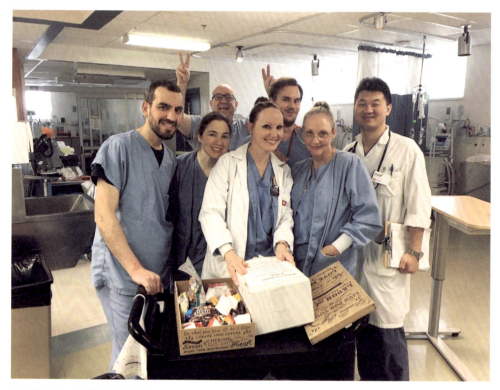

骆文宗（右一）和监护室的同事们

经写完走了。这又怎么办……忙了一个上午，凑齐了一份转科记录，拿到主任那里一看，主任二话没说，自己重写了一份。豆大的汗珠啊，就这么从额头滚落下来。

第一台手术的患者出来了，我第一时间凑上前去听交班任务。交班的是一位金发碧眼的麻醉科女医生。可能是交班的流程太过程式化，也可能是她的专业能力突出，她一口气连珠炮式的交班愣是让我半天没反应过来。床边上，护士们忙着整理各种线路通路，调试临时起搏器、引流瓶，等等，主任认真听交班汇报，没人顾得上我。等新患者全都安顿好了，主任也写完了接科记录。我悄悄翻开病历，辨认那如同天书一般的字母和单词，一个一个做记录，等晚上回到住处，写成便签贴在墙上，洗漱都在学习和熟悉这些字和词。

我的主治医生生活就这么在一团乱麻中跌跌撞撞地起步了。

最后一吻

在监护室里工作了 1 个多月之后，我也算勉强跟上工作的节奏了。每天上午交了班我就开始认领自己负责的患者，起初大家都会照顾性地让我先挑，我也会力所能及地多写几个。渐渐地，我熟练起来，会在写完接科的病程后主动和主任讨论专业内容。

监护室的工作虽然单调，但是充满了挑战。看着很多术后的患者顺利拔除气管插管，我心里美滋滋的。不过，这可是重症监护室啊，哪有那么多完美的结果呢？

有位患者让我印象深刻。那是一位长期忍受缩窄性心包炎的高龄患者，由于心脏活动受到增厚心包的限制，心脏功能长期处于失代偿的阶段，循环的淤滞导致全身多处积液，皮肤也透着病态的黑。患者这次还不幸被诊断了冠心病。他接受了心包剥脱和冠状动脉搭桥手术，手术做得还不错，但是由于患者病程已久，术后右心功能持续无法好转，肝功能衰竭，一直处在迷离的阶段。他在监护室里躺了好久，在他身上，老师给我演示过穿刺、心超、纤支镜等治疗技巧。我们穷尽手段，始终无力从根本上扭转患者的病情。终于有一天，在早交班之时，病区主任告诉我，是时候和这位患者告别了，因为患者家属纠结再三，最终选择放弃继续治疗。那天，我们为患者进行了一个小小的告别仪式。患者家属进入监护室，来到他的身边，依次和他进行告别。我们的护士也为他擦拭了身体，剃干净了胡须。我们加大了阿片类药物的剂量，以最大限度地减轻患者的痛苦。在所有告别仪式结束后，患者的爱人在他的额头上给予了最后深情的一吻。现场的气氛是压抑的，但我猜想，患者的内心是平静的。我们停止了必要的维持生命体征的血管活性药物，患者在家人的陪伴下安静地走到了生命的终点。

作为医生，我已经经历过无数的生离死别，但这样的场面在国内并不常见，因此也触发了我对生命意义的思考，予以我对生存时间和生存质量更多的理解。大多数人会赞同，与生存时间相比，生存质量更为重要和珍贵，有很多人许愿在自己生命已无挽回希望的时候华丽转身，从容离去。但是在感伤的情绪下，现实中又有多少子女或者家人真的能做到轻易放手与从容告别呢？

中国静脉

在结束了为期 3 个月的监护室训练后，我终于获准进入心脏大血管外科手术室学习。我非常兴奋，更加努力做好我力所能及的事。我的外国导师教导我："手术室就是外科医生的家，不管你有没有轮到手术，只要手术室里有手术正在进行，你就应该留在手术室里观摩学习，总会有所收获。"

和国内以瓣膜病为主的情况不同，在西方发达国家，冠心病的发病率很高。为严重的冠心病患者做搭桥手术，几乎是心脏外科医生每天的工作。我的临床学习之旅也是从搭桥手术开始的。冠状动脉搭桥手术的第一个步骤是从患者的腿上取桥血管，通常这样的事是由手术助手或者刚刚上手的实习医生来做。来这里之前，我在国内干心脏外科已有 10 个年头，对取大隐静脉有一定的经验，因为注意了避开皮肤神经，手法轻柔避免过大的牵拉等技术要点，我经手的患者在术后鲜有皮肤切口感染、裂开、下肢麻木和行走困难等主诉，时间一长，我取的静脉在手术室里就成了招牌。起先，他们把我取的一些损伤小、质地好、通畅率高的

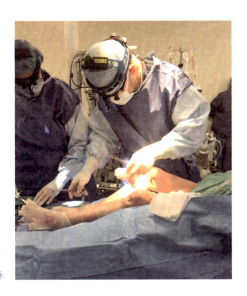

骆文宗在用内镜取大隐静脉

桥血管称为"中国静脉"。后来，不管是不是我取的，只要桥血管质地良好，手术室的人就都称之为"中国静脉"。这让我着实骄傲了一把。

难忘的手术

　　到加拿大也有段时间了，我逐渐适应了当地的工作节奏。这一天我们要进行的是一场别开生面的心外科手术——全人工心脏植入术。

　　过去我到过瑞士日内瓦大学学习，见过那里所谓的"人工心脏"——Heartmate。虽然说按中文习惯我们称之为"人工心脏"，但实际上那只是一个左心辅助装置。它通过在心尖植入一个微型的血泵和在升主动脉接入一根输送管道，将左心室的血直接跨过左室流出道输送到体循环，能让左心功能衰竭的患者"起死回生"。然而，这一天我们要见识的是一个真正意义上的全人工心脏（artificial mechanic heart）。它由2个机械泵和4个金属瓣膜组成，通过电缆穿过皮肤和外接的一个数控相连，接上电源以后2个机械泵可以完美模拟左心、右心的泵血功能，看上去是一个十足的高科技玩意。

　　上午9点，手术开始了。这是一位50多岁，左、右心脏都衰竭已久的患者，

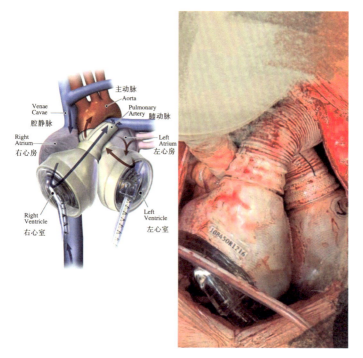

主动脉
Aorta
Venae
Cavae
腔静脉
Right
Atrium
右心房
Pulmonary
Artery 肺动脉
Left
Atrium
左心房
Right
Ventricle
右心室
Left
Ventricle
左心室

全人工心脏图示（左）和术中照片（右）

排在心脏移植的等待名单上很久了。因为供体器官短缺，他一直等不到合适的供体心脏。然而，对生活的热爱促使他接受了这样一个非常特殊的手术。在建立了体外循环后，患者的主动脉被阻断了，然后患者原本的自体心脏被像做心脏移植一样切除，仅仅留下左、右心房组织。随后，这个黑科技的大家伙就登场了。只见主刀医生小心翼翼地将这价值 10 万美元的装置放入患者的心包腔，然后像小孩子拼乐高一样将各个连接口的卡扣一一严丝合缝地扣上，再将该装置的软连接部分和患者自体的左、右心房以及肺动脉和主动脉吻合。检查没有出血后，慢慢将血液流入装置，排出其中的气体。"开放主动脉，启动人工心脏！"随着主刀医生的一句口令，整个手术室虽然挤满了人，但大家都安静下来了，此刻，眼睛都不约而同地盯着监护仪的大屏幕。机器发出的机械噪声说明机器已经开始正常工作。"嘀，嘀，嘀……"大约等待半分钟之后，虽然患者自体的心脏大部分已经被切除，但患者的监护仪上再次出现了生命的信号。整个手术室爆发出激动的欢呼声。"各项参数运行良好，准备启动脱离体外循环程序。"这边厢体外循环的灌注师翘起三个手指比了一个"OK"的手势说道。"麻醉就绪，食管心超提示血流正常，瓣膜工作正常。"那边厢麻醉医生也表示做好了脱机准备。

这是一台令人终生难忘的手术，没有太高的外科手术难度，但确实让我们体会到了科技发展使得我们让很多大胆的设想成为现实。如果一切顺利，该患者将可以很快恢复一定的心脏泵血功能。他甚至可以通过将一个便携的带电池设备装在背包里实现走下床，自由地活动。这是多么令人惊叹的一个"奇迹"！

友谊万岁

很快，又是一个冬天来了。我早上起来就看见漫天的飞雪，路边的扫雪车又闪着黄灯工作起来。和我同一时间来报到的一名法国医生将要完成培训离开蒙特利尔心脏病中心。一大早他就在咖啡厅给我递过来一个精致的笔记本，说："兄弟，给我写两句留念吧。"

他叫乐努阿（Lenoir），来自法国的马赛，白人，个子比我小一些，一头棕色的天然卷发下是一双碧蓝色的眼睛。他很聪明，手术能力也很强，深受各位主刀医生的喜爱。刚来的时候我对这里的环境特别是语言文字都非常不适应，常常搞得场面非常尴尬。对于这一切，他适应得比我快得多。他经常很热情地帮助我，不厌其烦，只要一有空，就会给我解释一些单词缩写，重复之前导师教导的内容。刚开始，我的能力尚不足以胜任独立夜班，我就凑着他上夜班的时候和他一起上，给他打下手，他也会教我很多他刚刚从老师那里学到的二手技巧。下了班，我也会做上几个中式小菜，叫他来我的住处，大家饮酒长谈。有时，他也会叫我一起去酒吧喝上一杯。这是革命中结下的友谊啊。

这天晚上，我们整个心脏外科团队相约来到附近的一家米其林餐厅，为这位小兄弟送别。屋外飘着雪，天很早就拉下了黑幕。暖色调的屋内显得格外温情。乐努阿坐在桌子的最中间，主刀医生米歇尔（Micheal）来了，相互握手问候以后，他带来了礼物——带有蒙特利尔大学徽标的围巾和帽子。"别忘了冰天雪地的蒙特利尔和温暖的蒙特利尔人哦！"大家会心地笑了……不一会儿，主刀医生伊斯梅尔（Ismail）来了，他也带了礼物——一本写着祝语的心外科书。"感谢你的努力工作，这本书能帮助你更多地理解主动脉外科。"我们都凑过去看这本书，羡慕极了……"铃……铃……"门上的风铃一响，老大也进来了，他同样带了礼物——一本非常精美的相册。打开相册，我们看到里面的主角是乐努阿和我们的团队，有他平时在手术室手术的照片，有他和护士说笑的照片，有他为患者服务的照片……一张张照片，充满了美好的回忆。开席了，乐努阿拿起酒杯说起了他最后的祝酒词，其中的感谢词很常规，却难以掩饰他内心的激动和感动。同是主治医生（fellow）的我们也感同身受：在这样的集体中工作，我们确实心怀感激和感动。酒过三巡，我们一起唱起了歌，友谊万岁！

当晚在回住处的路上，我一直在想："我离开的那天会是怎么样的一个场面呢？"

印州之行，不虚此行

——美国印第安纳大学医疗集团进修见闻

骨科 吴荣寰

感谢医院的大力支持，我有幸参加了浙江省卫生健康委员会 2018 年第一期美国印第安纳大学医疗集团的进修项目。

印第安纳初印象

印第安纳州地处美国中北部偏东，与密歇根州毗邻，而过了密歇根州，就是加拿大了。印第安纳波利斯是印第安纳州的州府，夏天的气温在 15℃到 30℃之间，气候凉爽宜人。由于纬度高，白昼时间很长，在印第安纳波利斯，6 月份晚上 10：00 才天黑，早上 6：00 多就天亮了。

印第安纳大学有 18 个附属机构，其中十几家附属医院组成一个庞大的医疗集团，即印第安纳大学医疗集团（Indiana University Health，IU Health），全美排名第三，其中比较大的附属医院有印第安纳医疗集团教会医院（IU Health Methodist Hospital）、印第安纳大学医院（Indiana University Hospital）、

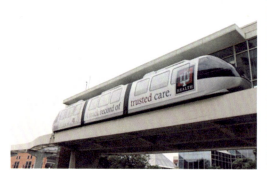

印第安纳医疗集团轻轨小火车

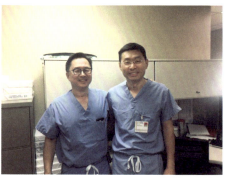

吴荣赛和 Dr. Wang 合影于 Methodist Hospital 心肺移植中心

莱利儿童医院（Riley Hospital for Children）。不同的附属医院之间，有免费自动驾驶的轻轨小火车（people mover），每 2～3 分钟一班，是医护人员和患者及其家属往返几家附属医院间最便捷的交通工具。

这次进修非常感谢印第安纳国际交流中心主任王医生（Dr. Wang）给予我无微不至的关心和照顾。王医生出生在我国台湾，9 岁随父母到美国，目前是心肺移植中心的主任和印第安纳医疗集团国际交流中心主任，平时工作十分繁忙。

萨克森医院（Saxony Hospital）

我的主修专业是关节，所以王医生特意安排我到印第安纳医疗集团关节做得最好的医院萨克森医院观摩学习。尽管他工作日程非常紧凑，但还是坚持亲自开车带我去见我的导师——萨克森医院髋膝关节置换科主任米歇尔·曼基尼（Michael Meneghini）。萨克森医院位于印第安纳州东北部一个叫费希尔（Fisher）的小镇上，不堵车的情况下到达市中心约需 35 分钟，否则大约需要 1 小时车程。因我们住的酒店位于市中心，王医生非常周到地找了一个华人司机接送我上下班。萨克森医院是一家比较精致的医院，只有骨科和泌尿外科，其中骨科只有髋膝关节置换和运动医学中心。医院虽然小，但环境幽雅、舒适，像一个高档宾馆。医院大堂宽敞而安静，有一个咖啡厅和休闲场所，患者或家属可以坐在这里休息。骨科病房都是单人间，大部分关节置换术后患者在医院只住一天，只有少数关节翻修患者住两天。门诊每个患者安排在一个独立诊间，能很好地保护患者的隐私。

米歇尔·曼基尼是全美闻名的髋膝关节置换专家，患者接连慕名而来。每周一、周三是他的手术日，周二、周四是门诊时间，周五全科室针对一周内出院患者进行讨论，做病情汇报以及下周手术安排。每个手术日我都是早上5：30起床，5：50出发去医院，6：30到达医院，和主治医生一起等待米歇尔·曼基尼的到来，

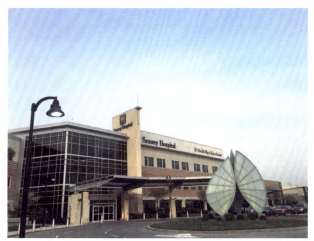

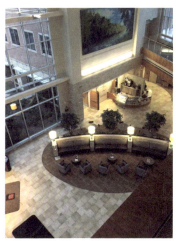

萨克森医院正门　　　　　　　　　　　　　　萨克森医院大厅

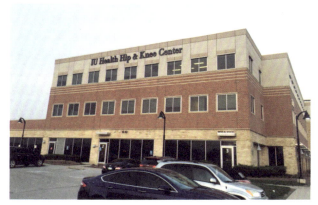

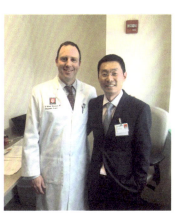

萨克森医院侧门　　吴荣赛和米歇尔·曼基尼在萨克森医院
　　　　　　　　　门诊合影

6：45 他会准时到达开始查房。米歇尔·曼基尼在进入每个房间之前都会做好手卫生，热情地跟患者打招呼并介绍我和他的团队，查看患者肢体活动情况，耐心回答患者的问题。病房里有专门的康复师，查房后他会跟康复师交流重点关注的患者的康复情况，然后进手术室开始一天的手术。米歇尔·曼基尼手术比较多，每个手术日有 6～7 台初次置换和 1～2 台返修手术。他有两个助理，有两个固定的手术间，早上 7：00 麻醉医师和护士已经等在手术室，精心准备手术所需物品，核对患者后进行麻醉。米歇尔·曼基尼亲自摆放患者体位，巡回护士消毒，之后由助理或主治医生铺巾。一切准备妥当后，米歇尔·曼基尼上台行术前暂停（time out）并开始手术。每台关节手术都需要穿太空服式的手术衣。手术器械也非常齐全和先进，电钻有 3～5 把并安装各种不同锯片和钻头（国内通常只有 2 把左右），每台膝关节手术都用导航进行截骨。洗手护士都是经过专科训练的熟练护士，能操作厂家的各种器械，和医生的配合非常默契，厂家跟台人员只有必要时才在台下指导。手术关键步骤结束后缝合由助理完成。米歇尔·曼基尼稍作休息后在另一个房间进行手术。在这期间会回答我的各种提问并详细解说手术过程。下午 5：00 左右所有手术基本结束。

米歇尔·曼基尼比较忙，他有 4 个门诊诊间，一天要看约 60 位患者，复诊患者经过预约后由社区医生将病情通过电子邮件发送给助理。患者到医院之后由助理接待，助理将关节部位及相关的片子拍好后安排患者进入独立的诊间。之后，向米歇尔·曼基尼汇报病情。米歇尔·曼基尼对患者有一个印象后再去跟患者交流。初诊患者片子拍好后由主治医生先接诊，主治医生与患者充分地沟通后再向米歇尔·曼基尼汇报，然后他再进诊室跟患者交流。如果需要手术，患者就跟他的助理预约手术时间。门诊病例只需要电话录音就可以，不需要自己写。这样大大节省了时间，但一天看 60 位患者还是非常忙的。

运动医学手术都在日间手术室完成，手术日有 6～7 台手术。日间手术室的设备跟主手术室一样先进，有导航、微型 C 臂机、手术视频录像及手术图片打印设备、沙滩椅手术床，以及各种运动医学手术床配件。手术室的人员配合非常默契，手术衔接有条不紊，手术患者复苏后可当天回家。

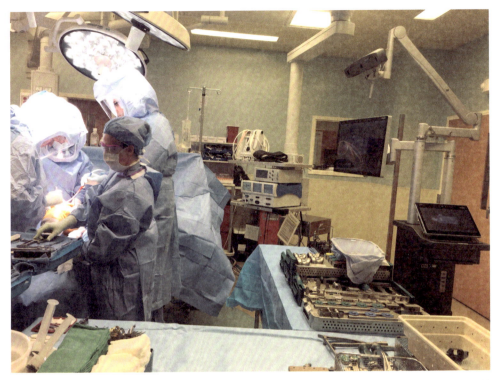

手术室的导航

卫理公会医院（Methodist Hospital）

最后 3 周我到卫理公会医院学习创伤。卫理公会医院是印第安纳医疗集团最大的附属医院，是印第安纳州三家一级创伤中心（Level Ⅰ Trauma Centers）之一，是全州最大的教学医院之一，拥有全国著名的心肺移植科、神经外科、泌尿外科、神经内科、骨科，同时拥有直升机救援中心和印第安纳州的中毒中心。直升机救援，几乎每天都能用到。卫理公会医院是印第安纳波利斯赛车场（Indianapolis Motor Speedway）的指定医院，所有印第安纳波利斯 500 大赛（Indianapolis 500）受伤的赛车手都会被送往卫理公会医院。有 4 个手术间给创伤骨科，每个手术间都是碳素手术床，手术室有两台术中 CT（电子计算机断层扫描）、1 台术中 MRI（磁共振成像）、十几台 C 臂机。急诊患者可以当天或者第二天手术，手术过程中所有人员都穿好铅衣，手术室有几十件铅衣供大家使用，拍片期间所有人员不能走出手术室，片子由专门的放射科医生拍摄，术中保存的片子都上传至影像系统，供医生随时查看。

这里的工作氛围非常融洽。陌生同事相遇只要有眼神接触，都会相互问候。乘电梯时自觉先下后上，进入电梯后，靠电梯按钮一侧的同事都会主动为所有人按楼层按钮。走在路上，只要双方相距半米之内，都会说"Excuse me！"（对不起！），然后自觉退后，为对方让路。电梯里或走廊里，如果有转运患者，其他同事都会自觉等候。手术室和病房也非常和谐，手术结束后主刀都会对在场的麻醉医生、护士说："Thank you everyone. I appreciate it."（谢谢大家，我很感激。）麻醉医生走之前，也会向护士致谢。只要有人看见你迷路了，都会主动迎上来详细地告诉你怎么走，甚至领你走到你要找的地方。

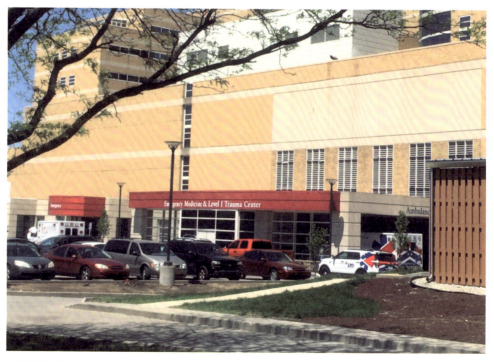

一级创伤中心

　　此外，这里的医患关系和谐、平等，医护人员社会地位非常高。患者告诉我，他们不需要知道手术的任何细节，任何医学相关的问题他们都百分百地交托给医生和护士。医生和护士对待患者无异于对待自己的亲人，患者进手术室，大家都说"欢迎"，并亲切地跟患者交流；如遇患者手术当天生日，大家会祝他生日快乐；手术室室温比较低，有专门的暖箱为患者存放温暖且舒适的毛毯，患者麻醉插管后，麻醉医生会给患者非手术部位盖上加热毯，用暖风机持续加热。

勤学慎思，共研教育创新
——美国加州大学洛杉矶分校医学院研修记录

消化内科　马　涵

　　为培养高质量的医学人才，激发医学生探索发现医学奥秘的好奇心，培养他们自主终身学习的能力，国家留学基金管理委员会从各高校选派青年骨干教师赴加州大学洛杉矶分校医学院（UCLA David Geffen School of Medicine，以下简称 David Geffen 医学院）进行为期 3 个月的研修活动。在国家留学基金管理委员会和浙大一院的大力支持下，我有幸被选拔参加该项目，希望通过高校参观、课堂观摩、讲座聆听、专题研讨及与学院师生的沟通交流，为我院医学生教育提供有益的参考。

　　作为全美顶级医学院校之一，David Geffen 医学院在医学研究、教育以及公共服务领域是国际公认的领导者，培养了大量优秀的医务工作者。David Geffen 医学院在培养学生医术的同时，还致力于通过提高学生的自主学习能力，帮助他们为未来在所有医学分支的职业生涯做好准备。自主学习，是指自我导向、自我激励、自我监控的学习。学生是教育的主体；通过教师的科学指导，实现学生的自主性发展，根据自己已有的知识基础与自身状况，主动灵活地运用不同的方法和手段去获取知识和技能的活动，实现学习者的转变。自主学习能力是衡量学生是否能成为优秀人才的重要指标，尤其是医学生。面对浩如烟海的生物医学知识，医学生如何甄选、凝练、总结知识，并加以运用，其中自主学习能力起到了重要作用。

美国的临床医学教育属于研究生阶段教育，培养过程中要求极其严格。医学生经过 4 年医学基础课程和临床课程的学习，接受专业医疗和科研培训，考核合格后获得医学博士学位。根据医学院课程的设置，医学生在一、二年级学习基础理论，三年级在医院临床科室轮转，四年级则根据职业规划自行选科实习。前两年的基础医学理论教学是将医学知识体系按照"器官系统为中心"整合成 9 个模块，第一年的 5 个模块侧重于生理学过程；第二年的 4 个模块侧重于人体疾病病理过程，知识架构更加全面和立体。模块教学高度整合，每周围绕一个主题展开，以问题导向学习（problem-based learning，PBL）讨论形式提出"问题"作为学习线索；讲座为主体讲授"问题"相关知识；实验课和行医学（doctoring）辅助完善"问题"的实践过程，通过不同的教学方法实现教学内容的整合。其间，学生每周需进行自我评价（self-assessment），并对课程所学内容的意见进行有效反馈。此课程模式将医学基础学科与临床医学相互渗透和贯通，让临床内容渗透到基础医学教学中，而在临床教学阶段又反复巩固基础医学知识，这种课程设置的优势在于将基础与临床有机融合，能有效地提高学生自主学习的积极性，培养学生的临床思维能力，帮助学生打下扎实的基础知识功底。

UCLA 医学教育过程中对学生自主学习的激励

自主学习分为 4 个步骤，即学习者能力评估、设立学习目标、参与学习过程和学习效果评估。加州大学洛杉矶分校（University of California，Los Angeles，UCLA）医学教育模式出现在自主学习的各个环节中，有效地激励了医学生的学习热情及持续学习能力，取得了良好的成效。

1.学习者能力评估（Assess Readiness to Learn）

评估的主体是学生；学生是完整的个体，其主动探索和自我管理的能力是影响学习成效的关键。每年筛选出的 160 ～ 170 名医学生是同龄人中的佼佼者，他们有着强烈的学习动机。

2.设立学习目标（Set Learning Goals）

David Geffen 医学院的教育宗旨并不局限于培养具有超高医术的"医匠"，而旨在培养同时具有高医学素养或素质的"医者"。我们参与体验的是一年级学生模块 2 心内肾内呼吸系统的课程。该课程从课程设计、知识体系架构等方面无不体现学院方的用心；从细节来看，模块中每周的课程设计，甚至每门课，老师都会提前告知学生学习目标及参考书目，学生从而能从更为宏观的角度看待自己所学的知识，把各个系统的知识更好地融合成一个有机整体，对细枝末节的知识点有更深入的领会和记忆，建立自己的知识体系。

3.参与学习过程（Engage in the Learning Process）

自主学习过程中学生可以自己学习，也可以小组学习，UCLA 的教学体系将其有机结合。一般情况下，在大力推进医学生自主学习的过程中，很容易出现学生的知识体系架构不完整及不稳固的现象，为保障教学质量，每个模块课程都安排 1 ～ 2 位模块负责人全程参与整合教学，以有效保障理论和实践教学的同步性。

（1）PBL 教学

PBL 教学法是强调以疾病问题为基础，围绕问题查阅资料、进行推理和讨论，是倡导以学生为中心、教师为引导，小组讨论式的教学方法。该方法能够充分培养学生在学习中的主动性、团队精神等综合素质。每个模块的 PBL 案例都是经过教授团队针对教学主题，反复商讨、更新而成的，并且教授团队动态接受反馈，对案例进行调整。PBL 案例通常是以实际临床问题为起点，由此带来一系列基础和临床诊断推理方面的问题，不仅将基础知识与临床运用相结合，两者融会贯通，而且锻炼学生的临床思维能力。

每个案例的 PBL 教学可分成两个部分，每次 2 小时：学生以小组为单位，分散在各个 PBL 教室。讨论以学生为主体，由导师引导。一般每周一上午通过

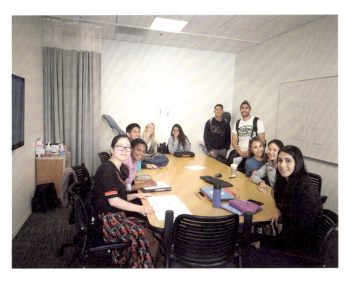

参与 PBL 教学后，
马涵（左一）与导师及学生合影

病史归纳（history）、可能诊断（hypothesis）、处理方案的讨论（action），引出关于鉴别诊断、生理病理学机制、治疗方案、最新研究文献阅读（journal club）等相关学习问题（learning issue，LI）。每位学生分配到一个 LI，并通过查阅相关资料、理论授课等方式，对 LI 进行解答。每周五上午关于案例的进一步信息会下发，学生们在交流每人解答的 LI 的过程中，加深对该案例反映的疾病的认识。为了弱化导师的概念，PBL 案例教学中，有不少高年级医学生参与其中，并发挥了重要作用。

值得留意的是，PBL 的教学得以顺利推动的重要助力是理论大课的推进及学生主动学习的能力，毕竟没有相应的知识构架，再好的案例也会变得干涩。因此，在 PBL 设置过程中，特别强调的是课前预习、理论课强化及课后巩固。模块 2 中关于肾脏教学有大量篇幅涉及酸碱平衡，基于此，该周 PBL 案例选择了糖尿病酮症酸中毒。令人惊奇的是，虽然糖尿病授课是模块 3 的教学内容，但在 PBL 讨论中，学生并没有表现出对案例及其背后的知识体系的无知，讨论非常激烈。每个案例结束，当天（周五）下午会有导师交流反馈及集体备课。不过在糖尿病酮症酸中毒的案例结束后，导师们反映学生在讨论中会提到对此案例放在模块 2 的质疑，因为他们投入了非常多的时间做课前预习及资料查找。学生对知识的渴求及自主学习的动力，从中可见一斑。

（2）理论课程

前面提到 PBL 教学法的推广，是基于理论整合课程的深入。对内科学教学中大量需要记忆的基础知识点，David Geffen 医学院实施的是多阶段反复强化记忆的策略，不断地给学生复习和巩固已学的知识，有效地弥补了 PBL 教学法的不足。在此过程中老师的引导作用得到充分体现，但仍在激励学生自主学习。

有个现象挺有意思，David Geffen 医学院每年招收 160 ～ 170 名医学生，第一年的理论授课选择的是 200 人的大讲堂，而到了第二年理论课授课却调整为仅能容纳 100 人的教室。是什么造成了这么有意思的现象？通过观摩授课及与医学生交流，我们得知理论课程的课件及视频都可在 UCLA Gryphon 系统中获取。经过医学院第一年的学习后，第二年医学生实现了自身的转变，更倾向于利用碎片化时间有效学习并获取知识。在自主学习过程中若存在疑问，他们会直接邮件联系相应的授课教授帮助答疑。

（3）实验课程设置

David Geffen 医学院实验课程由模块负责人统一安排，病理和实验医学系辅助协调。实验室配备心电监护仪、超声心动图、跑步机、肺功能检测仪等，便于学生对临床仪器做早期了解和应用。

此外，实验课还设置讨论环节，类似于临床研讨班，医学生需身着正装，以小组为单位，对导师提供的相关案例进行理论分析。该分析侧重于生理及病理学过程。一位位自信的准医生热情洋溢地讲述着自己对问题的理解与回答。

但因为伦理方面的原因，实验课程从不涉及动物实验。

（4）行医学

行医学并不全是传统意义上的诊断学，还包括医患沟通技巧、医学伦理等。每周诊断学教室都会开放，由学生根据自己的安排自由选择时间。

（5）见习实习阶段

第三年医学生见习阶段十分艰苦，每一位见习生需配备一位主任医师（attending），在上级医师的监督下从事医疗活动。第四年医学生可自由支配的

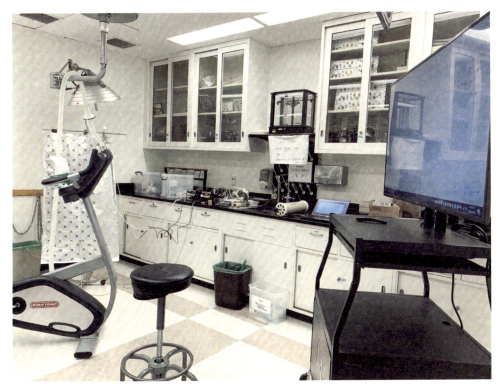

呼吸系统实验课准备

时间大大增加，他们可根据自己的兴趣爱好选择实习科室。因为涉及后续住院医师项目的申请，第四年会有 20 周的自由支配时间用于申请（match）。

4. 学习效果评估（Evaluate Learning）

David Geffen 医学院的课程阶段考核以合格 / 不合格（pass/fail）来评估，强调学生自主学习及临床实践能力的培养、人文关怀理念。学院对医学生的评估采用形成性评估，前两年每周五均会有自我评估（self-assessment）环节，以此在教学过程中即时、动态、多次对学生实施评价并及时反馈；后两年医学生的评估体现在美国执业医师资格考试（United States Medical Licensing Examination，USMLE），只有通过一阶（STEP 1）的医学生才有资格进入临床见习，后一步实习又需要通过二阶（STEP 2）。

医学教育家威廉·梅莱加（William Melega）医生说："医学教育不仅仅在

于传递知识，更是学习者的转变过程。"医学教育学习的主体是学生，目的是实现医学生的转变。梅莱加医生还有下半句话："为了实现学习者的转变，我们需要改变传统的学习环境。这种变化应该包括物理的教学环境，也包括知识体系的呈现方式。"这句话体现了自主学习中教师的重要指导作用，这也正是此次研修活动的重要体验。通过与世界一流大学的近距离交流，我们感觉到了差距，但随着国家深化医教协同、医学教育改革的推进，我们又感觉到差距在逐步缩小。在国家高度重视和支持医学高等教育的背景下，我们更应深刻认识医学教育改革的新形势、新任务，将培养精英教育作为主要使命，在实践工作中不断求实探索，实现教育改革的既定目标。

（该篇内容经整理已发表：马涵，沈哲，姜玲玲，等.结合美国 UCLA 医学教育浅谈培养自主学习能力的教学策略 [J]. 中国继续医学教育，2019，11（22）：53–55.）

不负此行，不枉一程
——美国莱利儿童医院学习见闻

儿科　朱建芳

　　自 2007 年于浙江大学医学院毕业后，我一直从事儿童内分泌临床、科研及教学工作。2013 年因工作调动，从浙大儿院转至浙大一院，从专科医院的内分泌科到综合性医院儿科的内分泌亚专科，工作环境、平台、患者资源都不尽相同。因此，我迫切需要学习不同的理念，开拓思路，充实自己。2018 年，经本人申请，后通过医院及浙江省卫生健康委员会的资格审查，获得了到国外学习与交流的宝贵机会，并于当年 10 月顺利抵达美国印第安纳大学医疗集团莱利儿童医院（Riley Hospital for Children at IU Health），之后 2 个月在该院内分泌科住院部和门诊部学习与交流。

欲治其病，先克恐惧

　　在莱利儿童医院，所有病房均是单人间，设施齐全，干净整洁，在保护患者隐私的同时降低了交叉感染率。在医院内行走，随处可见医院院标中的标志性小红车，兼顾可爱和实用，令人过目不忘。在整个医院可见到各种色彩鲜艳的卡通装饰，走廊以及病房的墙上挂满了动物图片，极大地缓解了小朋友就医时的紧张情绪。

莱利儿童医院配有一个儿童医疗辅助区（child life zone），这是全美 11 个儿童医疗辅助区之一，有 10 多名儿童医疗辅助师活跃在整个医院内，这在中国还非常罕见。所谓儿童医疗辅助（child life），就是用各种方法减轻孩子就医时的恐惧与焦虑，并用玩具模型让他们了解自己的疾病或者将要经历的医疗过程，释放他们的天性，同时得到他们的配合。儿童医疗辅助区如同一个小型游乐园，但也"暗藏玄机"。比如，他们会给糖尿病小朋友一个需要特殊照顾的"糖尿病娃娃"，给待做胃造瘘手术的小朋友一个"造瘘娃娃"，给静脉置管的小朋友一个"置管娃娃"，等等。对于对 CT 检查心存恐惧的小朋友，会先让他们目睹玩偶在玩具 CT 机上接受检查的全过程，从而不再害怕。对于抗拒戴氧气面罩的小朋友，会在儿童医疗辅助师的带领下，给面罩贴上贴纸，涂上香料，慢慢放松心情，从而不再抗拒。这些只是儿童医疗辅助工作中很小的一部分，他们甚至还有自己的电视台，所有节目自己录制，定期举办直播联欢会，幸运的小患者还能上电视。

在莱利儿童医院，如果患儿无过敏等禁忌，就可以申请"宠物治疗"。住院期间，每天能跟自己喜欢的宠物一起玩耍半小时到一小时，这能在很大程度上缓解患儿的住院紧张情绪。

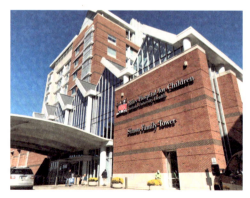
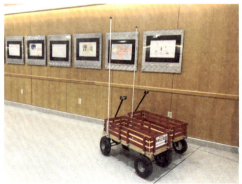

莱利儿童医院建筑及标志性小红车

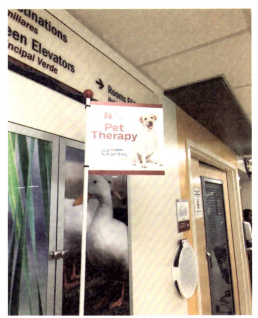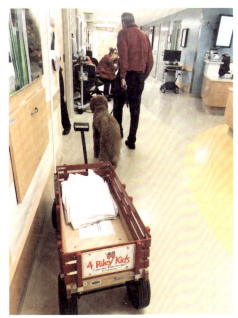

宠物治疗

慢病宣教，先于药物

　　莱利儿童医院是享誉世界的大型综合性儿童医院，连续多年被评为全美顶级儿童医院之一。莱利儿童医院有 8 个专科在全美榜上有名，糖尿病及内分泌科是其中之一。来这里就诊的糖尿病患儿都有一个医疗团队为其服务，包括内分泌科医生、内分泌科护士、营养师、糖尿病教育护士、心理医生、社会志愿者等，所有人各司其职，为患儿提供最全面的服务。

　　内分泌科住院周转率极高，比如一个糖尿病酮症酸中毒的患儿，在国内至少住院 1 周，在这里常规第 3 天出院。住院过程中，糖尿病教育护士会对患儿和家长进行糖尿病宣教，整个教育要持续 2 天，每天 2 ～ 3 小时。宣教在专门的糖尿病宣教室进行，里面摆满了各种相关的材料和道具。我有幸全程参加了一次对某个家庭的糖尿病宣教，细致程度令人咋舌，从最开始的糖尿病发病机制、胰岛素作用原理开始，到如何计算食物碳水化合物量、如何计算胰岛素剂量、如何注射、如何测血糖、如何识别及处理低血糖、如何应对运动或患病时的特殊情况，等等，方方面面均覆盖到。这个过程中家属也会不时提出问题，护士都会耐心予以解答，保证大家都能理解。事实上，糖尿病教育也是医生给出的治疗方案中不可或缺的一项内容。每天早上的病房交班，医生会询问糖尿病宣教护士对于患者家庭的宣教情况，家长是否已经熟悉基本操作等，如果家长学习能力较差，可给予延期1天出院，以便再次强化教育；相反，血糖控制好坏并不是判断出院的指征。我问他们原因时，他们告诉我，患儿在医院里运动很少，而回家后要上学参加活动，饮食也完全和院内不同，所以即使在医院里血糖看起来很完美，出院后也常常一团糟，因此不用太纠结数字，反而要把重点放在他们的糖尿病宣教上，因为出院后就没办法得到这么系统的糖尿病教育，而血糖可以在随访时慢慢调整。另外，新患儿出院后，第一周每天都有护士打电话询问情况，指导胰岛素剂量，出院1个月内每周至少电话随访1次，而患儿有任何问题，家长也可以拨打24小时热线电话咨询，这些使得患儿的住院时间大大缩短，也极大地提高了患方的满意度。

日常教学，深入贯彻

病房医疗组的构成和国内医院基本一致，由1名主任、1名主治医生、2名住院医生组成，有时候还有三年级或四年级医学生参与协助治疗。每天查房前，整个医疗组会在办公室内一起讨论每位患儿的病情、下一步的诊治措施等。上级医生会先问住院医生或是医学生的意见，而住院医生或医学生也会侃侃而谈，大胆说出自己的看法，常常有理有据，经常会把自己提前检索的最新文献拿出来一起探讨，而上级医师也很尊重大家的意见。病情讨论结束，去病房看患儿之前，几乎每天都有一个20～30分钟的小讲课，由主任或主治医生主持，主题通常是临时决定的，选大家感兴趣的内容，过程中有问有答，激发大家思考。去病房看患儿时通常由管床的住院医生或医学生负责和家长交流，询问家长患儿目前的情况，告诉家长今天的治疗方案、下一步的计划，等等，上级医生很少发声。每天查房结束时，主任会点评医学生与患儿家属交流的情况，在给予他们鼓励的同时指出可以改进的细节，这样持续有效的反馈使得住院医生和医学生的能力得到了很好的锻炼。可以说，这里不管是主任还是主治医生，大家的带教理念根深蒂固，可以说带教已经完全融入日常的医疗工作中。

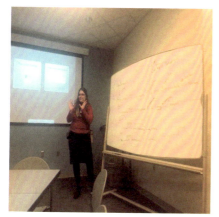
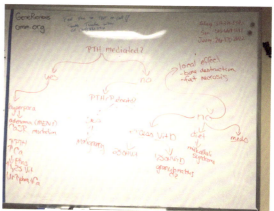

日常查房前针对患儿的病例分析

We Don't Just Treat Cancer, We Cure It
——美国希望之城访学之旅

血液科　索珊珊

2019 年 3 月，在医院及科室的支持下，我有幸来到美国希望之城国家医学中心（City of Hope National Medical Center）接受为期 2 年的科研训练。希望之城国家医学中心创立于 1913 年，位于美国加州洛杉矶郡，是一所顶尖的非营利研究和治疗中心，不仅是美国国立综合癌症网络（National Comprehensive Cancer Network，NCCN）的创立会员，而且是中央数据协调中心，还是美国西部排名第一的肿瘤医院。

实验室生活一直是我的梦想，实验室是我内心一直憧憬的地方。因此，当得知有机会进入如此顶尖的医学中心进行实验室研究，我充满期待。我的导师圭多·马尔库奇（Guido Marcucci）教授是希望之城国家医学中心血液恶性肿瘤转化系主任，也是 Gehr 白血病研究中心主任。在我去希望之城之前，马尔库奇教授已经与我们科室有过多次学术交流。因此，此行我并没有感觉到过多的陌生和恐慌。虽然即将要离开家人很长一段时间，我难免不舍和担忧，但是这次交流与学习一直是我

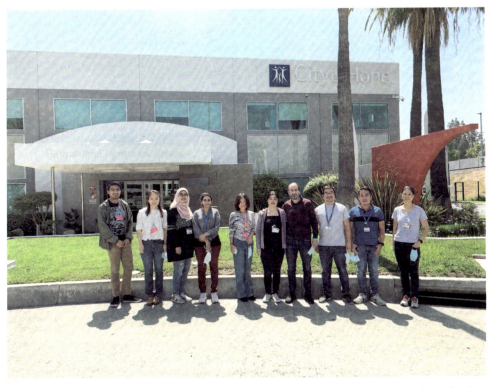

课题组人员合影（右四：Guido Marcucci 教授；左五：Bin Zhang（张斌）教授；左六：索珊珊）

内心的梦想，同时我也深知作为一名临床医学八年制毕业的专业学位临床医生，我在基础科研方面亟须提高。于是，2019 年 3 月 28 日，告别家人，我来到了美国洛杉矶，来到了希望之城，来到了这个随后带给我无数感动与成长的地方。

We Don't Just Treat Cancer，We Cure It
（我们不只治疗肿瘤，我们治愈它）

希望之城大厅的墙上印着硕大的标语"We Don't Just Treat Cancer，We Cure It"。第一天进到大厅，我第一眼见到，甚为震撼。是的，不管前路多难，梦想总是要有的，更何况这里本就是希望之城。

首要任务当然是做实验。

作为临床型博士，仅在大学四年级时在浙大免疫所实验室做本科毕业设计期间短暂接触过实验室，所以对于真正的基础科研工作，我可以说是一个完完全全的小白。刚到实验室的那段时间是非常痛苦的。我只能从头学起，可是实验室师兄师姐都有自己的独立课题，每天非常忙碌，大家并没有多少时间能手把手教我。而在我到达实验室后没多久，马尔库奇教授就根据我的兴趣方向帮我制定了之后的研究方向和课题。有了课题，又不熟悉实验流程，可想而知我有多着急、有多茫然。那段时间，我像全实验室人的尾巴一样，他们要做什么实验了我就抓紧跑过去跟在后面边看边记。现在回想起来，真的非常感谢他们的包容，要在自身工作那么忙碌的情况下回答我提出的一堆幼稚的问题，并在我看过他们 1～2 次操作后就放心地让我尝试去做。第一次做细胞实验、第一次抓小鼠、第一次跑流式、第一次分选细胞……我像打怪升级一样一天天地拼命成长、拼命升级。直到有一天，我掌握了基本实验技能，才发现做科研最大的难关不是学习实验技术，而是课题进展不顺利。当我发现做了半年的课题，其实验结果与预期差别非常大，因此不得不停掉的时候，内心的焦灼和绝望无以言表……幸好，导师及时帮我换了课题。

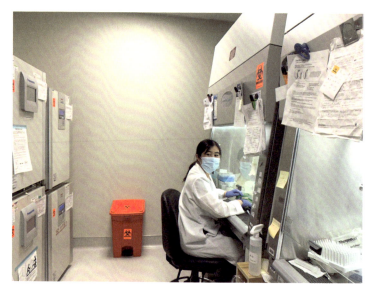

索珊珊在超净台做细胞实验

实验室的生活有苦也有甜。我永远记得自己拿到第一个阳性结果时候的狂喜；记得自己每学会一项实验技术时的满足；记得每一次大实验，还有实验室小伙伴一起出动，帮我辐照小鼠，帮我拍照，帮我处理标本时的热闹与感动；也记得那无数个夜晚，与实验室小伙伴共同忙到深夜，离开时实验室都没剩几个人，路上也没剩几辆车……甚至有段时间洛杉矶实施宵禁，我们晚上回去要随身带着通行证；更记得我临回国前卖掉车后，小伙伴们多次接送我；记得大家聚餐给我送别，吃蛋糕、拍照留念……一幕幕、一帧帧，又重新浮现在眼前。我感恩那段生活，感恩那段小伙伴们一起奋斗的日子！

第一次参加国际学术会议

在到达"希望之城"的 9 个月后，我们迎来了一年一度的美国血液学年会。虽然当时的自己尚没有足够的研究成果可以在大会上展示，但马尔库奇教授还是资助我们参加了这次会议，让我们可以沉浸式地感受和学习。这是我第一次参加国际学术会议，更是第一次参加血液学领域这一顶级的盛会。我还记得当时走在熙熙攘攘的人群中，看着来自世界各地的血液学专家们展示其最新的成果，交流各自的想法，共同为攻克血液病难题、解除血液病患者的痛苦而努力，如梦一般。时隔 4 年，我依然清晰记得当时自己内心的澎湃。而这次参会也大大激发了我想实现自己学术梦想的激情。此时，我又想起希望之城大厅里那句话，"We Don't Just Treat Cancer，We Cure It"。也正是这份热情，让我在之后科研工作中碰到具体的困难和不顺利时，有了克服困难熬过去的勇气和动力。

更让我欣喜和未曾想到的是，在经过了 2 年的实验室训练后，我在导师指导下完成的 3 个课题分别在 2021 年第 63 届美国血液学年会、2022 年第 64 届美国血液学年会上以 2 项口头汇报、1 项壁报的形式展示，我也获得了与之前憧憬的那些血液学专家交流的机会，感到莫大的荣幸，受到了鼓舞。

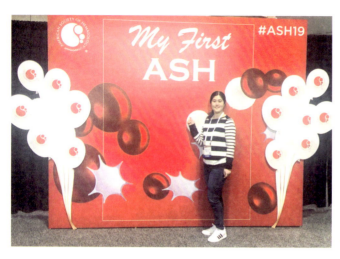

索珊珊第一次参加美国血液学年会

那些实验室之外的生活

实验室之外，还有生活。

我租的房子距离实验室不是很远。刚去没多久我就买了自行车、头盔等全套装备，信心满满地要开始做酷酷的骑行一族。可现实总是爱给人当头一棒。骑行2天之后，我发现路上常能撞见流浪汉，要么坐在路边看着你路过，要么推着不知哪个超市的手推车走走停停。每次路过，我都胆战心惊到不行，只能疯狂加速骑行。就这样，只过了1周，我就被吓得报名驾照考试，放弃才实施没多久的骑行计划……

周围小伙伴们给予的热情对我安全感的提升起到了很大的助力作用。从带我熟悉周边的华人超市、商场，到带我一起去跑步、爬山、滑雪，还有节假日聚餐、中秋赏月、圣诞赏灯……在他们点点滴滴的帮助和照顾下，我逐渐感觉到在这边生活愈发快乐。

我到希望之城访学期间，恰好遇上全球新冠肺炎疫情暴发，所以那两年我的生活轨迹可以说非常简单，基本上就是三点一线，即实验室、家和超市。另外，在洛杉矶生活两年，我还第一次感受了地震，近距离感受了山火，那种空气中弥漫着山灰，早上醒来车表面都是一层浮灰的日子现在想来都还深有感触。当然，

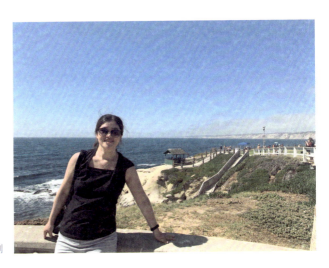

忙碌的实验室生活中难得的放松时刻

一次意外的 24 小时住院经历更是我将永远不会忘却的记忆，周围每个人都给我带来了爱与温暖，让我在异国他乡有了家的感觉。

总结与感悟

转眼已回国两年。

再回忆，像做梦一样。

两年的访学经历让我成长了很多。得益于这两年的科研训练，我在回国后成功申请到了国家自然科学基金和浙江省自然科学基金各 1 项，在国外期间所进行的 3 个课题也获得了一定的认可，目前已获授权 1 项发明专利。在进一步补充了部分实验后，我目前已完成论文撰写并正在投稿中。同时，我在访学期间做的课题与临床息息相关，且易于进行临床应用转化。基于实验发现，我们已经开展了一项全国多中心 Ⅱ 期临床试验，迄今已入组过半，中期分析远超预期。我们目睹这些成果正用于临床，让患者受益。

出国访学两年余，离开家人和朋友，我虽有孤独感，但这也使得我能全身心地投入实验，从而获得了更多的充实感与满足感。这两年感觉自己好像重新回到了学生时代，好像全世界只有实验室这一个地方存在。一路走来，从实验室小白到最后可以在导师的指导下完成课题，我真切地感受到了自己的成长，也对未来有了更多的信心。由衷地感谢医院、科室给了我这次出国学习的机会，由衷地感谢我的导师金洁教授，以及美国希望之城国家医学中心的马尔库奇教授、张斌教授对我的悉心培养。

循证开道，科学医疗
——澳大利亚乔治全球健康研究院学习体验

肾脏病中心　徐　莹

为了进一步学习临床研究的设计及实施，加强与全球知名临床研究机构的合作，在科室支持下，我于 2019 年 4 月至 10 月赴澳大利亚乔治全球健康研究院（George Institute Global Health）学习访问。

乔治全球健康研究院隶属于澳大利亚新南威尔士大学（The University of New South Wales，UNSW），致力于肾脏及心血管疾病的临床研究，是全球排名第一的随机对照试验（randomized controlled trial，RCT）中心。我的导师弗拉多·珀科维奇（Vlado Perkovic）教授是 UNSW 医学部部长，也是当时乔治健康研究院的执行主任。

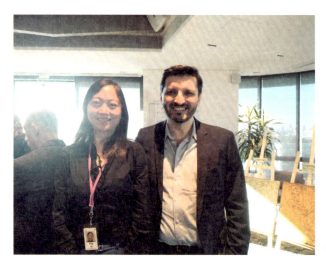

徐莹和导师弗拉多·珀科维奇教授合影

跨学科交流，启发思维碰撞

初到乔治全球健康研究院，我立马参加了为期 5 天的临床研究培训（Clinical Research Training Program：Study Design and Research Methods），培训班的学员来自国内外各家医院及学术研究机构，授课老师从临床研究的基本概念讲起，向我们详细展示了临床研究的全貌。所有学员被分为几个学习小组，每个小组负责设计一个临床课题，在 5 天培训结束后分别汇报。我与在小组活动中认识的组员都成了好朋友，并与他们长期保持着学术联系。

除了短期的课程培训，研究院丰富的学术活动令我大开眼界。每周都有定期举办的学术活动，邀请本单位及外单位的研究人员介绍自己的研究课题，分享研究成果。作为临床医生，一开始我很难理解流行病学专家的研究思维，比如"童年期间温饱问题与长大后成为企业家的关系研究"。后来研究所邀请了一位巴西的教授，介绍了政府通过加收甜品税来减少大家日常生活中的糖分摄入量，从而提高生活质量的项目，我才恍然大悟，原来临床研究的结果成功转化后可以带来巨大的社会效益。由于研究所位于悉尼大学附近，我也时不时有机会参加悉尼大学举办的学术活动。近年来，国内也有高水平的临床研究合作成果发表在世界高水平杂志上，比如北京大学临床研究所武阳丰教授与澳大利亚乔治全球健康研究

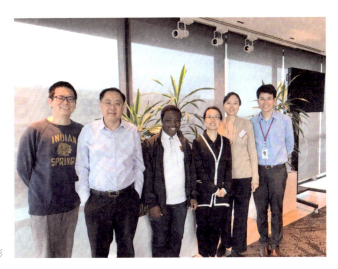

临床研究培训学习小组合影

院布鲁斯·尼尔（Bruce Neal）教授团队的 DECIDE-salt 研究发现，中国人只要在做饭时，将厨房里的普通食盐换成低钠盐，就可以显著降低罹患脑卒中、心脏病和全因死亡风险，研究结果发表于 2021 年 4 月的《新英格兰医学杂志》（*The New England Journal of Medicine*）。乔治全球健康研究院克雷格·安德森（Craig Anderson）教授团队和华西医院游潮教授团队共同牵头完成的急性脑出血包括强化降压的组合性管理研究（INTERACT3）结果发表于 2023 年 5 月的《柳叶刀》（*The Lancet*）。这些研究的发表说明国内丰富的临床资源结合科学的研究方案定能大放异彩。

中外合作，共创临床研究新篇章

研修期间，我除了完成独立的学术论文外，还参与了 CREDENCE（Canagliflozin and Renal Outcomes in Type 2 Diabetes and Nephropathy）研究的事后分析及 China ABC 研究方案的设计。CREDENCE 研究是全球首个降糖药的肾脏结局研究（Renal Outcome Trial，ROT），旨在探讨卡格列净对 2 型糖尿病（T2DM）合并慢性肾脏疾病（CKD）患者的肾脏终点事件的影响，其结果于 4 月 15 日（我到达研究所半个月后）在世界肾脏病大会（World Congress of Nephrology，WCN）上公布，同期在线发表于《新英格兰医学杂志》。结果证实，在 T2DM 合并 CKD 患者中，SGLT2 抑制剂卡格列净显著降低肾脏事件风险，同时降低心血管事件风险，且安全性良好。这一里程碑式研究证实卡格列净为全球首个肾脏硬终点获益的降糖药，改写了 20 年来糖尿病肾病领域治疗的空白，糖尿病肾病管理将由此进入新纪元。我的导师弗拉多·珀科维奇教授是 CREDENCE 研究的第一完成人。在他的指导下，我进入了 CREDENCE 研究事后分析的工作小组，深入学习了大型临床研究发表后的一系列数据挖掘，获益匪浅。

China ABC（A multicentre randomized double-blinded clinical study in China to investigate the cardiac and renal protection of Allisartan with Benazepril combined treatment versus Allisartan monotherapy in non-diabetic proteinuric CKD 1–3 patients）研究是由我国内的导师陈江华教授牵头发起的一项全国多中心随机双盲对照临床研究，旨在评估阿利沙坦酯联合贝那普利对非糖尿病肾病合并蛋白尿的慢性肾脏病 1～3 期患者心、肾的保护作用。我在乔治研究院研修期间，得到了弗拉多·珀科维奇教授以及希多·兰伯斯·赫斯平克（Hiddo Lambers Heerspink）教授对该项目的悉心指导，研究方案经反复讨论修改后最终定稿。回国后我就着手该研究的实施开展。通过这个项目的合作，我不仅个人得到了实践训练，而且推动了两家中心的资源整合和深入合作。

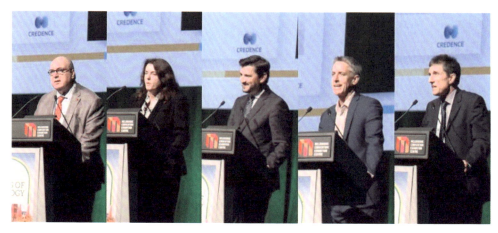

2019 年 4 月 15 日世界肾脏病大会上宣布 CREDENCE 研究结果

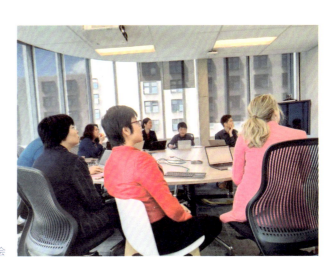

乔治全球健康研究院组会

　　我在乔治7个月的研修时光转瞬即逝，各位大师的启蒙让我初步领略到了临床研究的魅力。我现在仍然记得研究院的马丁·加拉格尔（Martin Gallagher）教授对我说过的话："通过临床研究，我对自己的临床决策更有信心了！后续的合作研究，将会是我职业生涯中的重要努力方向。"

创新临床科研思路，服务老年医学发展

——美国约翰・霍普金斯大学访学见闻

老年医学科　王　兰

美国约翰・霍普金斯大学（Johns Hopkins University，JHU）成立于1876年，是全美第一所研究型大学。其老年医学系已有54年历史，在2019年全美老年医学专科排名中居于第一位，拥有强大的科研团队及创新的临床理念，是美国老年医学专科培训基地。学系不仅在医疗服务上有丰富的经验，还有非常完善的领导力培训项目、临床创新项目和基础生物学研究项目。为了进一步提高浙大一院老年医学科的综合理念和基础研究，我得益于国家老年重点专科的研究基金支持，于2019年4月29日至2020年5月2日在美国约翰・霍普金斯大学老年医学系访学。

创新的临床理念

老年医学科的临床医疗服务分为基础诊疗（primary care）、专业诊疗（specialty care）和住院治疗（inpatient care）。其中，专业诊疗包括记忆和阿尔兹海默治疗中心（Alzheimer's Treatment Center）、霍普金斯老年护理 Plus（Hopkins Elder Plus）、约翰·霍普金斯住家诊疗、住院治疗、围手术期护理、医疗精神健康项目和住院康复项目。

老年全包服务项目　老年医学科给广大老年人提供老年全包服务项目（program of all-inclusive care for the elderly，PACE），也被称为 Hopkins Elder Plus。该项目适用人群是 65 岁以上可以在护工帮助下独自生活的老年人。他们原本是需要到养老院接受护理的。此项目为老年人提供、协调所需的预防、基础诊疗、急诊、康复和长期照护服务，还提供交通接送、轮椅等设备，组织社交活动，最终目的是让老年人可以尽量自主生活。这一项目是一种多学科协作团队模式，包括医生和护士，司机、管家、陪护等；倡导团队每个人都认真观察参与项目的老年人，并及时与临床医护人员分享其观察到的结果，以便更早地发现疾病、全面地管理慢性病，为老年人提供全程保驾护航的医疗服务。

协同管理模式　老年医学系在老龄化方面的专家资源和团队协作能力十分雄厚，融合了护理、公共卫生、工程、医学、基础科学等学科和领域，研发并实施老年门诊及住院患者的协同管理。老年医学科的医生和其他医疗团队一起诊疗老

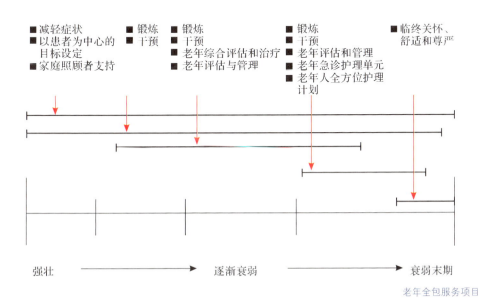

老年全包服务项目

年患者，制定治疗方案，在保证老年患者安全医疗的基础上加快整个诊疗过程，同时联合外科医生研发了针对老年人的术前路径，评估这些人的衰老程度、认知水平以及管理疼痛所需的医学技术，并开展了一项全国性术前评估项目。

系统的科学研究

老年医学科的科学研究项目包括：健康老龄化生理研究、老龄化和健康中心、老年医学转化研究中心、美国老年人独立中心和老年医学教育中心。研究团队鉴定出了与衰老相关的新的生物标志物，寻找新的针对药理靶点，以改进记忆退化的预防和治疗，并发现特定的高血压药物可以降低老年人的痴呆风险。

老年医学教育中心采用计算机辅助的教育工具，帮助有慢性病的老年人更有效地管理自己的健康；评估这些技术对出院患者护理的改善状况；了解老年人、看护者，还有他们的医护人员在使用这些技术平台时的具体效果。运用大型的全国数据库来分析老年人对于健康类平台的使用模式，优化个人健康记录的使用，推进老年人对健康类移动应用的使用。

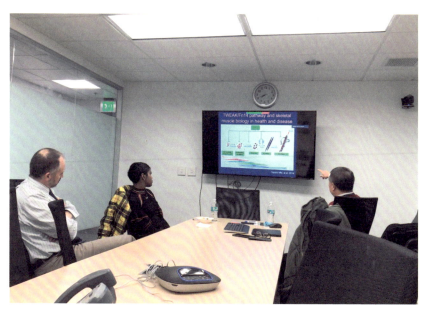

临床专题讲座

老年专科医师培训有严格的准入制度，首先进行岗前培训，倡导科研及临床培养相结合。每周二上午邀请著名老年医学专家进行科研讲座，给研究者们提供广泛交流的平台，提供洽谈合作的机会，并欢迎年轻医学生参与。每周四下午进行病例讨论、临床专题讲座及科研工作汇报，气氛热烈，交流充分。

我师从于老年医学系的冷晓教授。冷教授常年致力于免疫衰老的研究，参与了长达 10 年的老年人流感疫苗注射前后的免疫功能的研究、流感病毒感染及巨细胞病毒感染的基础研究，参与了衰弱老人的干细胞治疗的研究。

与诺贝尔生理学或医学奖的获得者近距离接触

令我最为兴奋的是与 2019 年诺贝尔生理学或医学奖获得者美国科学家格雷格·L.塞门扎（Gregg L. Semenza）合影留念。2019 年 10 月 7 日诺贝尔生理学或医学奖公布后，约翰霍普金斯大学举行了盛大的庆祝活动，包括新闻发布会、庆祝晚宴等。塞门扎教授分享了获奖的喜悦和研究的内容，教授风趣的演讲瞬间拉

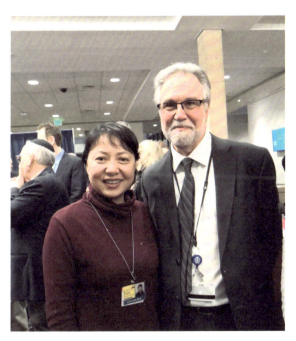

2019 年 2 月王兰与诺贝尔生理学或医学奖
获得者塞门扎教授合影留念

近了他与我们的距离。塞门扎教授是一位纯粹的科学家，长期从事低氧诱导因子的研究，对肿瘤学及心血管疾病等的研究产生了重大影响。他的很多学生来自中国。当我邀请他合影留念时，他欣然同意，这给了我很大的鼓励。

积极参加学术年会

老年医学系与公共卫生系、基础医学院等有广泛的学术交流。我在美国主要研究了巨细胞病毒诱导细胞衰老的机制，在细胞水平，采用 siRNA 及拮抗剂深入探讨了 Phi 抗巨细胞病毒的作用机制，研究成果获得导师冷晓教授的好评，并在 2019 年约翰·霍普金斯大学的学术年会以壁报的形式展出。

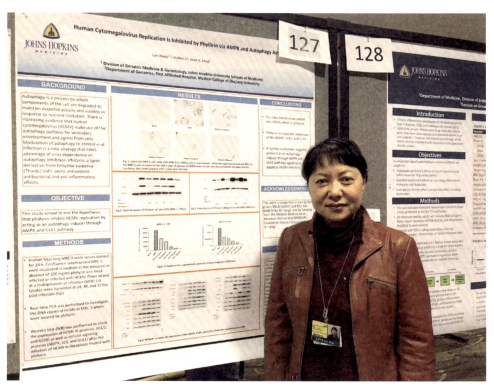

王兰在美国约翰·霍普金斯大学学术年会展出的壁报前留影

他山之石，可以攻玉
——美国克利夫兰医学中心所见所闻

心血管超声中心　牟　芸

2019年5月至6月，我参加浙江省卫生健康委员会临床进修项目，赴美国克利夫兰医学中心（Cleveland Clinic Foundation，CCF）开展为期2个月的进修学习。CCF在《美国新闻与世界报道》全美最佳医院排行榜上综合排名为全美第二名，两个专业排名第一，其中心血管专业连续20年位列第一位。我进修的专业是心脏超声和血管超声，这恰好是该院最强大的心血管专业领域的一部分。非常荣幸，我能在该专业方向学习，也进入了病房、手术室、心导管室等，在与心脏疾病相关多部门开展了见习工作。

每一位去克利夫兰医学中心进修的医生，都会在这个位置拍照纪念，背后的大楼就是我学习的心血管研究所，也是这家医院的标志性建筑。

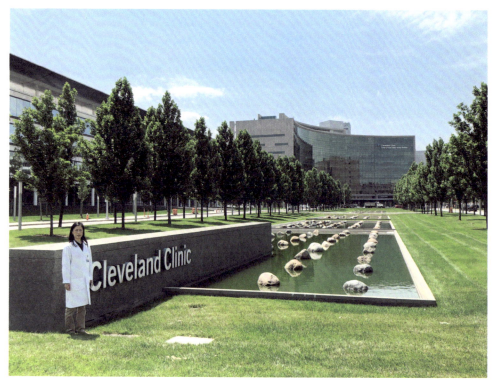

牟芸在 CCF 前的留影

病患面临的困难，全世界都一样

克利夫兰医学中心的组织架构是以器官、疾病或者系统的方式组成一个研究所，总共包含 22 个研究所。以心血管研究所为例，研究所设立大主任职位，由心脏外科的教授担任，研究所下设 4 个部门，分别为心血管内科、胸外科、血管外科和心脏外科。心血管内科每天设 1 名值班医生，负责全院其他科室的心血管疾病的相关会诊。在全科的晨会之后，大家聚在导师的办公室，对病情一一进行讨论和分析，随后在导师的带领下，再去每个患者的床前查房、听诊，和医患沟通并开具医嘱。

一天，我跟着他们走了一人圈，在各楼层的病房之间穿梭。不得不说，克利夫兰医学中心医生的工作量跟我们有一拼，一天有 10 ～ 16 个会诊任务，都是前

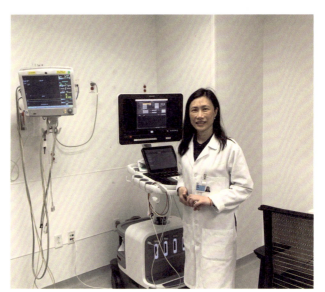

牟芸在经食管超声心动图的机房。在 CCF，经食管超声检查都是麻醉下无痛做的，患者是躺在病床上被推进检查室的，所以机房没有检查床。检查的设备与我们医院的相似，只是软件的版本更新，所以图像质量更好

一天开出来的会诊单，一组跟着 6 个规陪医生。在那天早上 8 点之前，规培医生已经准备好了所有患者的病情总结和会诊目的。

给我留下深刻印象的是一位刚刚做过直肠脱垂矫正手术的老年女性患者。在美国，直肠脱垂的发病率很高，大约占比 0.5%，男女比例为 1∶6，所以也算一个常见病。我们走进病房的时候，她坐在靠窗的椅子上，穿着医院宽大的病号服，光着脚穿着一双拖鞋，发福的身体把椅子填得满满的。因为背着光，所以我看不清她的表情。她的陪护是一个和她差不多年纪的男性，我猜是她的丈夫，在一旁收拾床头的物品。看到一大队医生进去，他马上开亮了房间的灯。这时候我看清了患者的脸。这是一个街头常见的白人老年女性的面庞，因为年龄的增长而显得松垮。金色的卷发，齐耳的长度，凌乱着。鼻子里插着一根营养管。眼睛很大，双眼浮肿，眼神里满是不悦。我想刚手术过的人肯定有诸多不适，不高兴也很正常。

带队的 Xu 医生（Dr. Xu）照例寒暄，做自我介绍，向患者讲解为什么心脏科医生要来看她：住院期间的检查显示，她有控制不良的高血压，有肾脏功能的损害，还可能有冠状动脉粥样硬化导致的心脏病。但是为了确定下一步更精确的治疗方案，还要做一些详细的检查，比如抽血检验、血管造影、心脏 MRI

等，才能做最终的决定。家属没说什么话，患者则一下子激动了起来。她眼睛瞪得更大了，本来放在腿上的双手也舞了起来，声音急促，表示了坚决的拒绝。Dr. Xu 是位非常年轻的医生，毕业于澳大利亚墨尔本大学，在悉尼圣文森特（St. Vincent's）医院和维多利亚蒙纳士心脏研究所（Monashheart）完成住院医师和专科培训，在克利夫兰医学中心接受了两年的心血管影像专科培训后，成为正式员工。患者的激烈反应显然出乎 Dr. Xu 的意料，他停顿了几秒钟，改变了讲话的内容。他轻声地问患者，可不可以问一问拒绝的原因。患者突然就开始流泪，一边流泪、一边抽噎，言语断断续续、含含糊糊。经过仔细分辨，得知她说的大致意思是，她的母亲得了非常严重的疾病，在家乡快不行了，她要马上出院去看望她，所以她不能在医院耽误时间。瞬间，大家都沉默了。

我不禁想起日常我在自己的工作岗位上遇到的患者，有些是单纯地害怕创伤性的检查或者治疗而拒绝医生的建议；有些是因为经济方面的顾虑，担心不能负担进一步的诊治费用；有些是对医生的建议存疑而拒绝；有些是时间上的限制，他们不得不做取舍，就如这位患者一样。他有更急迫的事情需要处理，只能把自己的病先放一放。无论哪一种情况，作为医生，我们都首先要理解患者，站在患者的角度，共情他的选择，这是对患者的尊重，也是对生命尊重的一种方式。

Dr. Xu 很委婉地表达了自己的理解，充分尊重她的选择，请她在合适的时间，记得做心脏相关的检查，这样有利于她的健康。患者停止了哭泣，表达了感谢。我们一行人也离开病房前往下一站。

一名合格的医生要经过智力、体力、情感的多重考验，才能在职业生涯中独当一面，无论在哪个国家、哪个地区，这都是一样的，因为人性是相通的。因此，我们医院在向国际化一流医院建设的过程中，给予大家很多的培训机会，比如院士大讲堂，培训学院医疗分院、教育分院、外语分院、人文艺术分院等开展的培训活动，精彩纷呈。每个院区建有健身房、咖啡馆，还有每年的美食节、运动日，从各个方面提高员工的综合素质。

医院里的集市

每年五月的某日，克利夫兰医学中心都会在医院大草坪举办一个集市。周边的农民或者小商贩，拿着自己家种的蔬菜，自己做的面包、果酱，在集市上摆摊售卖。路过的医生护士、患者、家属都可以在这里逗留，看一看有没有自己需要的农产品。这是医院文化的一部分。在我看来，这是一种让自己脚步慢下来的方式，也是贴近寻常生活的一部分。常人的眼里，医院总让人敬而远之，因为跟病痛相关的经历都是不愉快的，但是没有人能避开医院。从出生到生命的终结，都与医院紧紧相连。这集市的横空出现，能让患者在承受病痛的同时，深刻地感知生活的美好。柴米油盐的人间烟火最是抚慰人心，安放情绪。快节奏的工作人员则可以让匆匆行走的脚步在阳光下放缓，闻着浓郁的奶香、清甜的蔬果香，放松紧张的神经，从高难度的手术和复杂的病例分析里暂时抽离片刻，以便有更充沛的精力投入下一场与疾病的博弈中。

克利夫兰医学中心每年举行一次大会，名为"Patient Experience（患者体验）"，交流的是患者关爱的话题，来参加会议的有各国的政府部门人员、医院管理者、医生、护理人员等。2019年的大会主题是"同情和创新"。当年担任演讲嘉宾的患者中，有一位患先天性短肠综合征的黑人女孩。她经历了20年的鼻饲、65次大大小小的手术，包括1次小肠移植。现在她能自行进食，正常求学和工作。永不放弃的励志故事感动着会场在座的每一个人。我想这医院里的集市就是将患者体验和患者关爱放在医疗工作中的具象化表现之一。

在我们国家推进健康中国的建设中，防病治病的技术正在进一步更新和发展，对患者心理和社会情绪的关注也同样受到越来越多医务工作者的重视。以患者为中心的理念，就是我们制定工作方式与方法的指导思想。相信在不远的将来，我们中华民族的医疗文化必将站在世界最高舞台上。

患者至上，妙佑医疗
——美国梅奥诊所学习体悟

心血管内科　韩　杰

　　我于 2019 年 5 月至 2020 年 5 月在居于全美最佳医院榜首的梅奥诊所（Mayo Clinic，官方名为"妙佑医疗"）完成了为期一年的访问学习。这一年的学习经历，让我深深感受到每个医务人员如何将"Patients First（患者第一）"表现在每一个"临床、科研和教学"行为过程中。

　　梅奥诊所于 2016 年至 2022 年连续 7 年居于"全美最佳医院排名"榜首。梅奥诊所标志中 3 个盾牌的寓意是：临床、教学、科研，三者紧密结合，融为一体，代表了梅奥的核心价值，即通过医、教、研的发展，为每个患者提供最佳的医疗服务。而这三个核心领域直接解答了一直困扰着我的多个问题（刚晋升副主任医师 2 年）：临床工作怎么提高，除了技术还有哪些地方需要我去学习？如何做好临床科研？如何开展教学？如何培养年轻医师？回想当时，此情此景仍然历历在目。2019 年 5 月 15 日，我怀着无比激动、憧憬和忐忑的复杂心情，搭乘飞机着

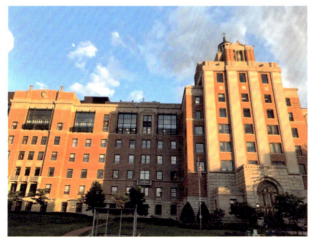
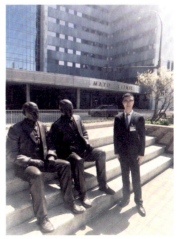

夕阳下梅奥诊所的圣玛丽（Saint Marys）分院　　韩杰于梅奥诊所的鸿达（Gonda）门诊
大楼和梅奥兄弟的铜像合影

陆在美国明尼苏达州的罗切斯特市机场，到了向往已久的梅奥诊所。

美丽的音符与孩子们的童趣

梅奥诊所的鸿达（Gonda）门诊大楼一楼有一段威廉·詹姆士·梅奥（William James Mayo）写的话，"We must not forget that happiness is a state of mind, not necessarily of body and that life is what each person believes it to be. The sick man needs faith, faith in his physician, but there comes a time when faith in a higher power may be necessary to sustain his morale"。（大致的意思是：我们不能忘记幸福是一种精神状态，不一定是身体状态，生命是每个人所相信的样子。患者需要信仰，对他的医生的信仰，但有时需要更高力量的信仰去维持他的精神力量。）

毫无疑问，音乐是世界上最美好的事物之一，尤其是在我们人生中某些重要和特殊的时期或时刻，比如身患重病、感到无限迷茫和失落的时候，它往往会带来无限的力量与鼓舞。鸿达（Gonda）门诊大厅和圣玛丽（Saint Marys）分院前厅里都摆放着一架钢琴，我每天前往圣玛丽分院上班会经过这架钢琴。有人在弹奏时，我总会忍不住驻足聆听。弹琴的人既有患者、家属，也有医生、护士、学生和清洁工；既有孩子，也有年迈的老人。每周三晚上 6 点，钢琴边上还会围绕着一个由 6 人组成的专业合唱团，他们的歌声余音绕梁，路过之人大多会驻足聆听或参与合唱。令我印象特别深刻的是，圣诞节时，一些患者手里推着移动输液架，边上陪伴着的是医务人员和他们的家属，他们欢聚在钢琴边，一起歌唱、一起祈祷，彼此祝福。我想，无论抚琴者为何人，音乐所传递给每个人的爱与鼓舞及其所带来的力量都是相同的，正如每一位医务工作者和医院员工的目标也是相同的——激励患者与病魔抗争。

圣玛丽院区的公园里还会有定期为患儿举办的游园活动，摆放各式的游乐设施，可用于钓鱼、涂鸦、手工制作等，孩子们在那里尽情地玩耍。每个患儿身边都有医务人员陪伴。其中一个 1 岁左右的女孩子尤其吸引我，只见她的身上不仅连接着 3 根引流管，还有心电监护仪、鼻吸氧管，身边还陪伴着 1 名护士、2 名医生，而孩子的妈妈在吹泡泡，孩子盯着一个个慢慢变大的泡泡随风飘走。我想，在那一刻，孩子肯定忘掉了疾病，忘掉了痛苦，忘记自己是在医院，心里只有简单的快乐。当这一幕映入眼帘时，我顿时被震惊到了，伫立在原地，眼里却含满了激动的泪水。我想梅奥医生所说的幸福一定也包含了美丽的音符与孩子们的童趣，这些看似很简单却又确确实实令人感动的元素，遍布梅奥诊所的角角落落。

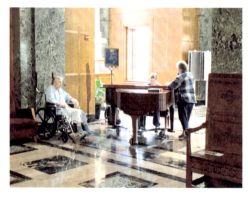

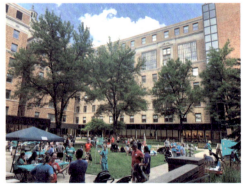

家属为患者弹奏钢琴曲 　　　　　　　　　圣玛丽院区的患儿游园活动

患者至上，协作医疗

梅奥诊所的核心理念是"患者的需要至上"（The needs of the patient come first），这一理念也在临床实践的点点滴滴中得以体现。比如，任何心内科的有创导管操作都是全程无痛的，麻醉师会全程陪同。查房时医生们会给予患者朋友般的问候及关怀；每个病房的墙上都挂着一块"白板"，医生查房时可以在板上用简单的图画和文字讲解病情或手术操作步骤等；医生在门诊会留足够的时间与患者进行充分交流，每个患者的交流时间基本超过 1 小时；各种临床研究甚至是简单的无创检测都充分尊重患者的选择权或拒绝权，为此我也在临床研究中吃了不少"闭门羹"；医院设置了患者意见反馈中心——社会工作与患者体验办公室（Social Work & Office of Patient Experience）、法律支持部门（Legal Department），以及适合不同信仰的患者进行祷告的场所。医院还设立了 Karis（希腊语，意指关怀备至）季度奖，用于奖励那些提供最优质服务的医生，而梅奥的医生则以拿到这个奖项为荣。

在梅奥，患者的安全永远被放在首位。比如，介入手术时为了避免发生率为 1% 的血管穿刺并发症，每一位患者的血管穿刺都是在超声引导下进行，从而避免穿刺可能引起的动静瘘或假性动脉瘤。令我记忆犹新的是梅奥的多学科协作团队（Multidisciplinary Team，MDT），它是一种各学科医生之间紧密协作的医疗行为，只为全力解决患者的问题，提高安全性，降低并发症及风险，团队合作强于一切"个人英雄主义"。比如，在梅奥起搏器系统感染时，如需拔除起搏电极，术前评估如判定是高危患者，则手术会安排在杂交手术室进行。心内科起搏电生理医生、麻醉医生、超声医生、护理团队全程参与，而胸外科医生则随时在边上等候，需要帮助时及时参与，如电极拔除过程中遇到可能出现的上腔静脉撕裂的风险时，则在胸腔镜下进行严密监测，必要时及时修补。另外，还有高年资的介入医生会在几个手术室进行不间断巡回，如手术医生遇到困难需要帮助，他则会随时伸出援手。这就是梅奥的 MDT，各学科医生之间进行着严丝合缝的协作，这种医疗行为也淋漓尽致地体现了"患者至上"的理念。

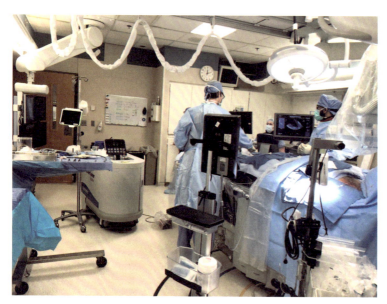

起搏电极拔除术中 MDT

科研为临床，临床产科研

梅奥诊所在做什么样的科研？在梅奥，科研的目的是回归临床。梅奥的科研以临床转化为目的，注重实用性。临床医师及基础研究室教授均致力于药物研发与疾病诊治相关技术的研究。同时，临床医生也会不断总结经验，并努力通过临床研究解决临床问题，发表论文以得到同行的认可。基础研究室的 PI（principle investigator，项目负责人）大多拥有医学和自然科学双博士学位，有助于药物转化及临床相关课题的设计与研究。

梅奥诊所为什么可以做好科研？2019 年梅奥的医院数据显示：心内科医生240 人，而人均 SCI 论文发表数量为 4 ~ 5 篇。我通过了解，做了以下剖析。一是充足的科研时间。临床医生的科研与临床时间统筹安排，科研时间配比充足，科研时间严格分配到工作日程表，真正做到了"鱼与熊掌兼得"。二是充足的科研经费。除传统美国国立卫生研究院（National Institutes of Health，NIH）资助的资金外，广泛募集社会各界捐赠资金，并积极与生物技术公司与制药公司合作开展临床试验，同时科室还有针对临床项目的研究资助。三是一流的研究中心。

采用最前沿的实验技术，密切与领域内研究进展接轨，配备有世界一流的细胞分析中心、组学研究中心、行为研究中心、电生理动物实验室、心肌代谢组学实验室、创新小组［与人工智能（artificial intelligence，AI）、虚拟现实（virtual reality，VR）结合］等。四是强大的科研辅助人员团队，包括科研技术员、动物饲养员、统计师，还有论文的语言润色及制图等部门提供支撑服务。这些多重因素作用的共同结果是，临床研究成果如雨后春笋般涌现：AI进行心电图（electrocardiogram，ECG）筛查肥厚型心肌病、无症状性心衰、房颤［分别发表在《美国心脏病学会杂志》（*J Am Coll Cardiol*）、《自然医学》（*Nat Med*）、《柳叶刀》（*The Lancet*）］；左侧心交感神经切除术降低LQT综合征（long QT syndrome，LQTS）患者的皮肤交感神经活性（heart rhythm）；自体脂肪源间充质干细胞治疗"外伤性脊髓损伤所致瘫痪"Ⅰ期和Ⅱ期临床试验［发表在《梅奥诊所学报》（*MAYO CLINIC Proceedings*）］，等等。

教学方面，每天都有针对住院医生（resident）、专科培训医生（fellow）的不同形式的教学授课：讲座（lectures）、病例研讨（grand rounds）、大案例（great cases）、核心课程（core curriculum）、教学课程（teaching sessions）、研讨会（seminars）、讨论课（talks）。同时进行录像拍摄入库，学生可以进行在线回顾学习；要求每个住院医生、专科培训医生进行各种形式的讲课：晨间报告（morning report）、发病率和死亡率会议（morbidity and mortality conference）、午间会议－有趣病例（noon conference interesting case）、杂志俱乐部（Journal Club），3年共20次左右；培训方面，针对专科培训医生进行的手术操作培训是真正的一对一教授、手把手教学。

时光如梭，行文至此，我已回国3年，但一切却历历在目。虽然中美两国的国情不同，医疗经济行为背后的逻辑无法完全复刻，但是我始终相信，我们应该不忘初心，秉承浙大一院"以卓越的医疗品质促进人类健康"的使命，也应在每天的临床实践中，时常记起"患者至上"的梅奥精神和它背后的温馨故事，并努力付诸临床工作。

飞跃时空，逐梦哈佛

——美国哈佛大学麻省总医院学习收获

麻醉科　甘树媛

念念不忘，必有回响

早在硕士研究生刚毕业那年我便有出国深造的想法，但是受各方面条件的限制，当时还是选择先做好临床工作，在临床中锻炼与磨砺。斗转星移，转眼十几载已过去，当年那个胆小内向的女孩早已为人妻、为人母。青涩与浮躁褪去后，留下成熟与内敛，曾经的梦想变成了那颗不曾褪色却也遥不可及的星星。

或许真存在"念念不忘，必有回响"。有一天，面对突如其来的哈佛大学访学机会，十多年前的梦想又开始发芽，哪怕早已超过长期出国学习的最佳年龄，我仍毫不犹豫地答应下来，也得到了家人的全力支持。这一次，我考虑得很清楚，我想真正融入并徜徉在科研的海洋里，实现自己出国深造的夙愿！带着此番憧憬，我于 2019 年 6 月 26 日登上飞往美国的飞机。

美丽海湾，诺奖摇篮

我研修的医院是位于波士顿的哈佛大学麻省总医院（以下简称麻省总医院），是美国排名第一的研究型医院。1846 年，威廉·莫顿（William Morton）医生在麻省总医院公开演示了乙醚麻醉下的外科手术，使得麻醉为大家所熟知，此后麻省总医院也被全球麻醉学领域的医生所熟知，并成为业内人士神往的地方。我的研究方向是术后认知功能障碍，这次师从麻省总医院麻醉学与危重医学、老年麻醉研究室主任谢仲淙教授。谢教授是国际华人麻醉学院的前任院长，在"麻醉药物对脆弱脑的影响"基础研究领域卓有成就。

谢教授的实验室位于美丽的 Boston Navy Yard（原波士顿海军造船厂）海湾，该海湾属于原造船厂的一部分，如今已经成为麻省总医院科研重地之一。著名的 149 大楼，由两百年前建造的厂房改建而成，之后改建成为麻省总院的科研大楼，并从中陆续走出 11 名诺贝尔奖得主，科研地位同样坚不可摧。海湾也是波士顿

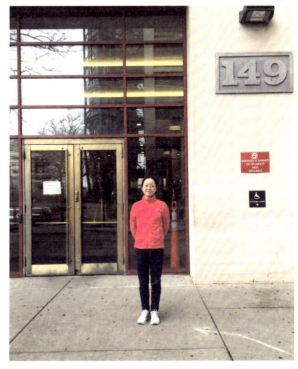

甘树媛在哈佛医学院 Boston Navy Yard
（原波士顿海军造船厂）149 大楼门口

著名的旅游景点，既有海港的深沉与宁静，又有厚重历史与现代科技相结合的精妙与生机。为了能够有更多的时间在实验室，熟悉环境后我便住进了实验室隔壁的公寓。我是谢教授实验室里唯一住在附近的人，这也为我后来成为新冠肺炎疫情期间实验室的"守门人"创造了条件。

科学管理，多彩生活

完成实验室入职培训后，我正式进入谢教授的实验室工作。实验室人力资源颇为丰富，除了来自本土的实验员，还有很多和我一样来自中国大陆的访学人员、博士及博士后。大家有各自的研究项目，所以实验室里人虽多却很安静，我很喜欢这样浓厚的学术氛围。谢教授课题组每周二会安排一次组会，会上除了要求组员各自汇报实验进程，还会安排一堂小讲课或阶段性成果汇报，这是大家相互学习的好机会。在组会上，谢教授会很仔细地询问大家的实验进程，也会很虚心地跟大家探讨存在的问题和疑点，有时谦虚到让大家觉得他才是那个学生，但事实是"越优秀的人越谦虚"，谢教授在知识储备、科研敏感性、科研思维以及探索精神方面，都无不令人叹服。在麻省总医院有很多学习的机会。医院有针对初到美国的外国学习人员的英语培训班，大家可以安排业余时间去学习，锻炼口语。每周三早上 7 点到 8 点是麻醉科的科内学习时间，任何人都可以参加，后来新冠肺炎疫情期间改为线上后我们反而有更多机会旁听。149 大楼里经常会有实验室邀请该研究领域的国际知名专家来讲课，我们常常会去一睹业界翘楚的风采。

在 149 大楼里做科研很便利。不同课题组的实验室既是独立的，又是紧密联系的。平时 149 大楼里面似乎很少看到人，只有饭点时在一楼大厅旁的餐厅才能见到人来人往。大家大多都是来去匆匆，擦肩而过，但据说楼里每天有 5000 人打卡上班。因为楼里有许多公用的贵重仪器设备，所以配置专人维护和管理。如实验室人员有使用需求，可通过预约获得管理员带领操作的使用机会。这就使楼里的资源能够被充分利用，科研难度和成本大大降低，为科研人员提供很多的便利。

记得我进入实验室的第二个月，恰逢谢教授生日，实验室人员受邀去他家庆祝。师母为人和蔼可亲，为大家准备了丰盛的午餐，平日里认真严肃的谢教授主动充当起厨师给大家烤串。7月的阳光很炙热，再加上烤串的烟熏，谢教授汗流浃背。看着大家美滋滋地撸串，他却笑出深深的酒窝。

疫情凶险，人情暖心

2020年初，我进入实验室已半年，实验进展顺利。某天突然从国内传来新冠肺炎疫情暴发的消息，这场疫情很快蔓延到我们所在的大洋彼岸。实验室很快面临关闭，149大楼迎来了有史以来的第一次停摆，这一停就是3个月。除了确实无法停下来并且不需要补充物资的实验，医院要求其他在研实验一律暂停。为了维护实验室，仅允许各课题组保留1名管理人员和1名实验人员进入149大楼的权限，且每天不超过4小时。因为住得近，我和实验室张艺潆老师被允许每天可以进出大楼对实验室进行维护。张老师是一位年轻有为的八零后科学家，灵动、美丽、包容又智慧。在这期间，我得到张老师学术上耐心、细致的指导，生活上真诚的倾听、陪伴和帮助，我们也因此建立了非常深厚的友情，令我永远珍藏和铭记。

实验室正式关闭的前三天，大家不得不快马加鞭通宵工作，把手上各种标本尽快转变成数据。此后，149大楼的绝大多数工作人员被暂时疏散回家，连平时每两小时就会从实验室穿过的保安也不见了踪影，整栋大楼只能偶尔见到一两位打扫卫生的拉美籍大叔。谢教授将每周的组会改到了线上，大家通过网络会议汇报各自实验数据的整理结果以及一周的情况。一段时间未见面的战友们哪怕是隔着屏幕，也能感受到那份相见的喜悦。在这期间，平日不苟言笑的谢教授一直关心着大家的生活，把自己的防疫物资分给大家，提醒大家注意保护好自己。为了减少大家出门的风险，他甚至会开车给住在附近的人送菜，送其他生活用品。在这样的非常时期，谢教授让我们感受到他如父亲般的温情与关怀。

疫情结束后，实验室逐步放开，搁置数月的实验终于得以重新开展，大家再次站上自己渴望已久的岗位开展研究工作，就像鱼儿回到海洋。我的研究需要用到流式细胞仪。该仪器的预约总是人满为患，常常到晚上才能轮到我上机。偶尔也会遇到困难和疑问，夜深人静的时候我打越洋电话咨询曾经在 149 大楼完成课题工作后回国的博士后们，得到他们非常耐心的解答和热心的帮助，咨询结束他们还会来一句："甘姐姐加油！"

就这样，我在美国的日子过得忙碌而充实，一年多的访学很快结束，收获与感慨都很多。我不仅学习了他们实验室科学的管理和部分前沿技能，而且同时受到熏陶的还有同事们随时乐意向对方学习的谦虚精神、随时愿意为对方提供帮助的团队合作精神。或许，探索、共享、互助与服务精神，是一个大团队能够飞得高、走得远的秘诀吧。

就在我撰写这篇文稿的时候，谢教授那边传来两个好消息：一是教授团队张艺漾老师的两篇论文刚被《自然》（*Nature*）子刊《分子精神病学》（*Molecular Psychiatry*）录用，二是张艺漾老师作为哈佛医学院的助理教授，凭借课题"肠道微生物和术后谵妄之间的联系"的系列研究结果，被美国大学麻醉医师协会（Association of University Anesthesiologists，AUA）授予临床科学研究奖。

愿每一位正在努力的人越来越好！

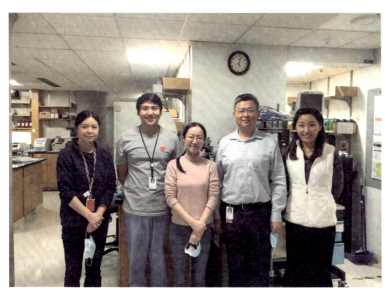

回国前甘树媛与谢教授实验室部分研究人员合影（右二：谢仲淙教授；右一：张艺漾助理教授）

临床研究，扬帆起航
——美国匹兹堡大学研修体验

肝胆胰外科　岑　超

循证医学是近些年国际临床领域迅速发展起来的一种新的医学模式。其核心思想是：任何临床决策都应基于客观的临床科学研究依据而做。任何临床诊疗决策，必须建立在已知最高级别的研究证据、临床专业知识和患者利益三者结合的基础上。临床科学研究是循证医学的根本和基石，也是临床专科建设和学科发展的核心内容。临床研究能力不足是我国临床医学创新、医药器械创新的最大瓶颈，已是全社会的共识。临床研究人才的培养和专业化研究团队的建设，是加强临床科学研究的必经之路。

基于浙江大学与美国匹兹堡大学的长期合作关系，我有幸于2019年7月至9月赴美国匹兹堡大学医学院进行了为期3个月的临床科学研究学习，旨在培养临床科研思维，提高临床科研实践能力。

夯实基础，注重实践

生物统计贯穿于临床科学研究的整个阶段，包括试验设计（样本量和分组）、数据管理、统计分析、计划制订、试验数据处理和统计分析报告。

学习前期主要研修四门临床科研相关基础理论课程［"计算方法"（Computer Methods）、"生物统计"（Biostatistics）、"临床研究方法"（Clinical Research Methods）、"临床研究测量"（Measurement in Clinical Research）］，在生物统计、流行病学、调查问卷等方面进行了系统性学习。学习一开始，匹兹堡大学方面给每位学习者赠送了4本很厚的英文原版专著，并推荐了一系列的阅读书单，用于课外拓展。仔细阅读原版专著，可以发现常用的统计方法都可以从书本中找到其数学公式的详细推导过程及适用范围；常见的疑问，几乎可以从书本中找到答案。这样的学习方法，有助于加强知识点的理解，让我们真正做到学以致用。

学习后期我主要把精力放在研修两门临床科研设计实践课程［"研究实施"（Running a Research Study）和"研究设计训练"（Study Design Boot Camp）］上，在专业老师指导下进行临床课题的设计及实践，同时辅以课题申报、科研伦理、著作权归属等相关专题研讨会。实践课程多采用分组讨论形式。指导老师周一给每组分配讨论话题，明确讨论目的和范围。组长组内分工，明确每个人的任务。周五各组派代表向其他组汇报本组的学习成果。指导老师会在局域网内开辟讨论板块，供组内成员相互讨论，以及与老师互动。讨论的很多问题都是在学术界引发广泛争论的话题，例如学术抄袭认定、伦理审批等问题。有趣的学术话题往往能激发出学员的学习热情，并在讨论板块上进行热烈的探讨，有时甚至会持续到后半夜，由此对于学员的学习热情可见一斑。同时，指导老师会让学员自行设计一个与本专业相关的临床研究课题，并向全体学员进行展示和汇报。每位学员可自由发表对于其他人临床研究课题的看法和建议。临床研究课题实施前的充分讨论，有助于完善实验设计、规避实验缺陷，为实验的顺利实施提供坚实的保证。

强调参与，注重过程

匹兹堡大学医学院及其附属医院紧密相邻，这更加有助于相互合作与交流。每周都有 2～3 次个人实验分享研讨会，欢迎大家积极参与。相比于国内多为第一作者进行成果分享，他们更热衷于对实验过程的探讨交流。在开放式的会议上，所有人侃侃而谈，主动提出个人的看法或困惑，寻求大家的探讨；讲台下常常座无虚席，有初出茅庐的研究生，更有德高望重的知名教授。讨论的氛围十分轻松，由于研究背景不同，每位学者看待一个问题的角度可能截然不同。因此，很多时候一个话题能引发几个学者之间展开热烈的探讨，碰撞出十分有价值的学术火花。

很多实验室张贴有该团队既往发表过的科研论文。有趣的是，即使是第二作者、第三作者，也会用彩笔将自己的姓名和贡献部分在论文中加重标出。用平衡的眼光来对待每一位作者的贡献，这对于加强学科交叉、增强合作交流是十分有意义的。在学科分类日益细化、科学研究日益专业化的今天，科学研究越来越需要多学科、多专业共同参与。因此，加强并鼓励学科交叉交流显得尤为重要。

致敬先驱，薪火相传

匹兹堡大学医学中心为全球顶尖医学中心之一，其器官移植学科处于国际领先地位。托马斯·斯塔尔兹（Thomas E. Starzl）教授，被医学界誉为"现代器官移植之父"，进行了第一例人类肝脏移植。著名的 Thomas E. Starzl 移植研究所，以其名字命名，是世界上历史最久、规模最大、学术地位最高的器官移植研究所。初入校园，在图书馆前面的大草坪旁，可见斯塔尔兹教授铜像伫立着。没有巍峨的雕像，也没有显眼的铭碑，他就像一位长者静静地坐在草坪上，等待和你亲切交流。

直至 2017 年去世前，斯塔尔兹教授仍一如既往地在其工作了近 30 年的办公室里工作。面对来自世界各地的研究学者，斯塔尔兹教授总是热情接待。"桃李不言，下自成蹊。"如今很多受过教授指导的外科医生业已成为世界各地的移植外科领军人物。斯塔尔兹教授通过言传身教求真务实的科学态度，感染和培养了下一代移植人，将其一生贡献给了伟大的器官移植事业。

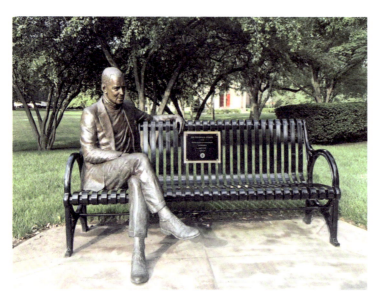

图书馆前草坪上斯塔尔兹教授铜像

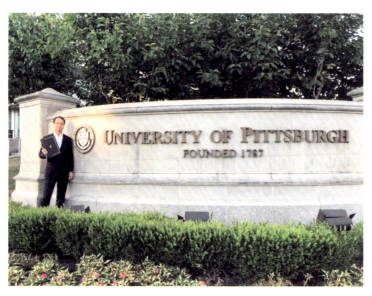

学习结束，岑超在匹兹堡大学校门前留影

研教提升，双轨并进
——美国匹兹堡大学交流培训

心血管内科 崔 晓

2019 年夏天，通过医院的推选和美国匹兹堡大学方的面试后，我赴美国匹兹堡大学进行了为期 3 个月的临床研究培训。这个项目的全称是 Excellence in Clinical Research Training Program（EXCEL-CRT），即卓越临床研究培训项目，由匹兹堡大学临床研究教育学院（Institute for Clinical Research Education，ICRE）组织开展，面向浙江大学医学院博士研究生和临床医学博士后进行选拔。EXCEL-CRT 项目的培训包含两个阶段：第一阶段是临床研究相关知识的系统培训（Research Fundamentals），为期 2 个月；第二阶段是在第一阶段的基础上进行相关实践训练（Applying Best Practices），为期 1 个月。

线上线下，优势互补

此次培训的教学模式给我留下了深刻印象。培训采取线上和线下相结合的方式，并非依赖课堂单向传输，所以需要大量时间自学，但是自学并不意味着放养，而是有着系统、完善的设计，充分利用了线上、线下教学形式的优势，形成有效的高效互动。每位学员都各有一个匹兹堡大学 ICRE 在线学习系统的账号，在线系统上有设计良好的教学视频、课件供学习，每节课都有课前、课后作业。其中，除了有以 word 文档形式上传的作业外，还有较多颇具趣味性的交互性作业。系统上还设置有讨论板，需要在讨论板中点评其他学员的作业，积极提问及回答其他学员的问题，授课老师也会在讨论板上与学员互动、答疑解惑。对于继续教育阶段的学习者来说，每个人的学习背景、知识储备可能具有较大差别，如果简单地聚集在一起进行线下课堂教学，一部分学员会跟不上进度；另一部分学员则会浪费时间，学习的积极性可能会受到打击，所以规划良好的线上学习模式具有其独特优势。

线下课堂，并非线上内容的重复，更多的是对框架的梳理、对重难点的解析与答疑。经过线上课程学习和充分的自学，学员再来到线下课堂，可以大大提升学习效率，避免低效的重复性的学习。线下课堂非常强调学员与授课老师的互动。基于一定的前期知识储备与思考进行互动，才能形成有效且高效的信息流动，以解答学员在自学过程中或者在实际临床研究过程中遇到的问题。很高兴我不但在临床研究设计的期中、期末两次考试中都获得了满分，而且在课堂参与度上也获得了满分和"excellent participation（出色的参与度）"的评价。

课程总成绩由每次小测试、期中期末成绩及课堂参与度组成

系统设计，逐层递进

第一阶段的临床研究系统培训为期 2 个月，包含 4 门课程，分别是"临床研究方法"（Clinical Research Methods）、"应用统计学"（Applied Biostatistics）、"临床研究的计算机方法"（Computer Methods in Clinical Research）和"临床研究的计量"（Measurement in Clinical Research），使用的教材包括《临床研究设计》（*Designing Clinical Research*）、《流行病学》（*Epidemiology*）、《统计学基础》（*Fundamentals of Biostatistics*）和《健康评估量表：制定和使用指南》（*Health Measurement Scales: A Practical Guide to Their Development and Use*）。其中，"应用统计学"（Applied Biostatistics）和"临床研究的计算机方法"（Computer Methods in Clinical Research）是由同一位老师教授，后者是基于 Stata 软件的操作练习，与前者进度基本同步，并非仅仅为了学习 Stata 软件而开设，更主要是为了在练习中巩固统计学理论知识。

第二阶段临床研究实践训练设置在第三个月，包含研究设计"训练营"（Study Design "Bootcamp"）、实施一项临床研究（Running a Clinical Research Study）、临床研究系列研讨会（Clinical Research Seminar Series）和职业发展（Career Development）等。这个阶段的培训更贴近实践操作。比如，在研究设计"训练营"（Study Design "Bootcamp"）中，我们需要自己设计一个临床研究课题。从提出研究问题并进行文献检索开始，随着课程进展，不断打磨，在最后一堂课上进行演示汇报。真正的临床研究过程是很长的，我们无法在短短的培训时限内真的完成一项临床研究，也无法在一项研究中遇到所有可能遇到的问题，但是在"实施一项临床研究"（Running a Research Study）课程中，我们从对自我能力之于临床研究的 SWOT 分析开始，设计时间表、招募计划、操作手册（Manual of Procedures，MOP），以系统的思维分析其他临床研究，讨论临床研究实施案例中方方面面的问题与解决方案，仿佛进入了一个临床研究实施过程的加速模拟器，在潜移默化中，不但巩固了知识，而且提升了自己遇到未知问题后解决问题的能力，并增强了信心。

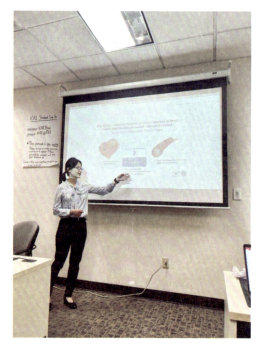

崔晓在 Study Design "Bootcamp" 中进行临床研究设计演示汇报

教研融合，助力成长

    组织和实施本次临床研究培训的机构是美国匹兹堡大学的临床研究教育学院，并非匹兹堡大学医学中心（University of Pittsburgh Medical Center，UPMC）的下属单位。然而，在匹兹堡大学，医学中心与大学之间没有围墙，人才和学术交流也深度融合。临床研究的实施基于医疗机构而展开，EXCEL-CRT 项目的许多老师都在 UPMC 的多个临床研究中担任不同的角色。在这里，除了上述系统化的培训课程外，还有丰富的 UPMC 临床研究相关专题讨论会、分享会可以参加，规格多样、形式灵活。这些专题讨论会和分享会的参加者大多是 UPMC 的医生和青年研究者，有围绕某一具体问题的讲授与讨论，也有青年研究者做个人的成果分享会，一般在中午进行，备有简餐或咖啡。

    在这里，我感受到了浓厚的临床研究氛围，体验到了不但在临床实践中可以做到教学与临床工作融合，而且在临床研究中同样可以有教学和科研的深度融合。

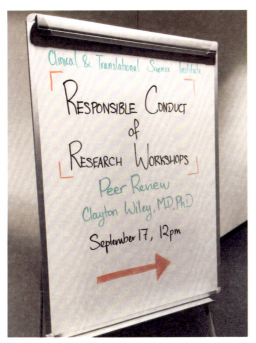

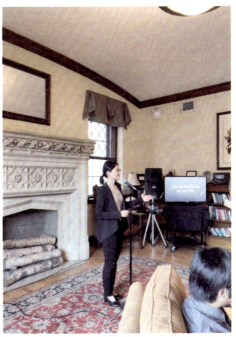

其中一期 Responsible Conduct of Research（RCR）的专题讨论会指示牌

崔晓作为浙江大学医学院学员代表在 EXCEL–CRT 结业仪式上发言

相信，在如此频繁和零距离的学术交流中，在临床研究实施中遇到的细枝末节的具体问题可以更为快速、有效地获得经验指导，而没有开始真正实施临床研究的医生也不太会害怕迈出其第一步。

在为期 3 个月的培训结束之时，ICRE 为我们举办了结业仪式，我有幸作为浙江大学医学院学员代表在结业仪式上发言。在这次临床研究的培训中，如预期一样，我的临床研究理论知识水平与实践能力得到了提升。同时，我从一名学员和观察者的视角出发，获得了教学上的启发，这是意料之外的。感恩浙江大学医学院、浙大一院对人才培养的重视。临床研究不仅需要充足的知识储备，而且需要强大且高效的组织应变能力，需要团队协作、才尽其用。如开篇所说，此次同赴匹兹堡大学进行临床研究培训的是博士研究生和临床医学博士后，大家尚处于职业生涯的初级阶段，我们个人的能力或许有限，但可以为团队贡献力量。星星之火，亦可燎原。

规范创新，疫中求进

——美国南加州大学诺里斯癌症综合诊治中心研修感悟

泌尿外科　傅广候

在浙大一院的支持下，我于 2019 年 7 月 20 日赴美国南加州大学（University of Southern California，USC）诺里斯癌症综合诊治中心的泌尿外科表观遗传转化研究所开始为期 1 年的研修学习。在本次出国前 3 个月，我根据自身的专科特点及前期科研方向，主动联系了南加州大学泌尿外科学教授、表观遗传转化研究所主任梁港宁（Gangning Liang）教授，提前确定了本次留学的研究方向——泌尿系统肿瘤诊治的表观遗传学相关分子机制。在留美研修的这一年里，我深深体会到了国际顶尖研究机构对科研规范、安全、交流、创新的严格要求和持续追求，同时也切身感受到了我们海外学子在祖国、学校、医院的关心和支持下克服困难、求索新知的决心和精神。

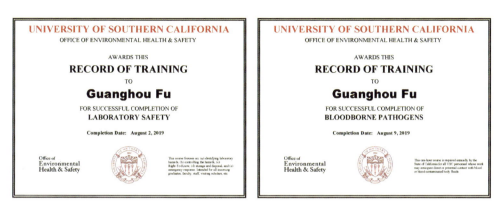

实验室安全培训证书和血源性病原体培训证书

岗前培训，严格规范

我刚到研究所时，实验室管理员伊冯·蔡（Yvonne Tsai）博士就带我全面熟悉了实验室的布局、规章制度、各项仪器设备的使用注意事项等。同时，她第一时间帮我预约了3项岗前培训：实验室安全培训（laboratory safety，LS）、血源性病原体培训（bloodborne pathogens，BBP），以及国际服务办负责的新到J–1访学人员培训（J–1 scholar orientation）。以上培训是开展实验操作前必须全程学习的课程，由专业的老师详细讲授实验规范、安全及防护等相关知识，并且要求闭卷考试，通过后才能授予培训证书。每位科研人员包括正式职工、博士后、访问学者、研究生、本科生等，在开展实验操作前必须参加并考试通过3项培训。此番对于科研安全及规范的重视态度给我留下了深刻的印象。

课题方向，反复打磨

在积极准备培训的过程中，我的导师即研究所主任梁教授给我发了很多文章让我研读，并不定期跟我讨论目前实验室开展的相关研究内容。导师梁教授是美籍华人，主要从事泌尿系肿瘤表观遗传学方面的研究，研究团队共有十余人。导师平时很忙，除了主导自己实验室团队的多个课题之外，还有很多与其他实验室

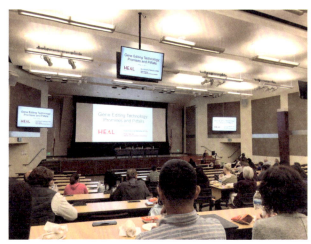 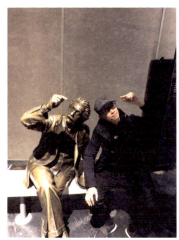

诺里斯癌症综合诊治中心每周邀请不同领域的顶尖专家做专题讲座交流　会后需要深入思考与自身研究相关的问题

合作的课题需要不断开会讨论，同时每个月会有大概 1 周需要到美国密歇根州出差，参与讨论前研究所主任皮特·A. 琼斯（Peter A. Jones）教授研究团队的相关课题研究。但我们基本每周会有一次组会讨论，而且平时也随时可以通过邮件或微信与梁教授联系讨论课题等相关事宜。通过和导师反复讨论，结合我的临床专业和前期研究，他鼓励我做一些与临床问题紧密结合的研究。因此，经过整整两个月的临床调研、文献阅读，近十次的科研周会汇报讨论，并结合实验室针对组蛋白及 DNA 甲基化的相关研究基础，我着手从事临床较常见且难治的 SETD2 突变型侵袭性肾细胞癌治疗方面的科学研究。

　　研究所基本每周都会邀请国内外专家来演讲，我们可以选择性参加内容与自己的研究领域相关的讲座。很自豪的是我们浙大一院也很早就开始组织这种形式的讲座，例如"浙一大讲堂"，为大家提供宝贵的学习机会。希望大讲堂以后能进一步覆盖更全面的学科领域，组织对口专业的人员参加，让更多的人有更多的机会参与聆听与交流。

研究探索，疫中求进

根据确定后的研究方案，在导师的指导下和团队同仁的帮助下，我开始通过细胞培养、增殖试验、克隆形成实验、划痕试验、流式细胞周期及凋亡检测、Comet 彗星实验、RNA 及 DNA 提取、qRT-PCR、Western Blot（蛋白质印记）等实验，不断推进课题研究。在这个过程中，我们遇到了两个难题：一是针对微量染色质结合蛋白（chromatin binding protein）检测的准确性和重复性问题；二是新冠病毒肺炎流行导致的研究中断问题。针对第一个实验性问题，我们通过文献查阅、团队讨论、邮件咨询相关研究人员、参加学院组织的科研讲座等方法，最终取得了突破性进展。而第二个问题确实极大地影响了我的研究进程，从 2020 年 3 月份开始，美国加利福尼亚州因新冠肺炎疫情开始实施居家令，所有学校及研究所都被迫暂时关闭。一直到 5 月底，我们实验室才被允许有限人员错时进入，仅允许开展少量短周期的实验。这个时候离我访学结束仅剩两个月，我跟导师充分表达了自己想尽量完成课题大部分实验的想法。梁教授表示理解，优先安排我开展相关实验，并嘱咐我一定遵守学校规定，务必做好个人防护，注意自身安全。在导师的鼓励和指导下，我继续全身心投入课题研究，课题取得了较大的进展。从新

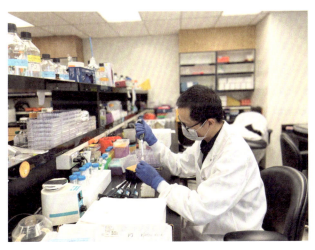

疫情防控期间傅广候在实验室做实验

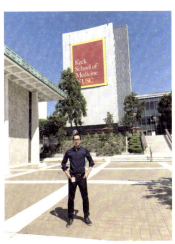

趁着天气晴朗到外面呼吸新鲜空气

冠肺炎疫情暴发初期开始，中华人民共和国驻洛杉矶总领事馆就第一时间联系了我们这些留学生，开放求助通道并告知紧急联系方式，给我们发放防疫物资，让我切实感受到了祖国的支持和关心。同时，浙江大学校友会和浙大一院也在疫情防控期间在防疫物资和回国安排方面给予我很大的帮助，给了我很大的安全感和自豪感，极大地支持了我在这个特殊时期的研究工作。

团队交流，医工合作

在开展课题研究之余，我们研究所团队成员在新冠肺炎疫情暴发前会在休息时间定期组织聚餐、郊游，加强感情交流，同时加强不同课题方向成员间的讨论合作。让我印象最深刻的还是来自印度的赫门博士（Dr. Hemant），他精通生物信息学技术，可以在公共数据库和实验相关的海量测序数据中发现很多有价值的研究方向和信息，给我们提供后续实验的可行性支持，所以我们会经常和他讨论与沟通。但赫门博士的英语口音有时让我很无奈，当然很大一部分原因还是我的

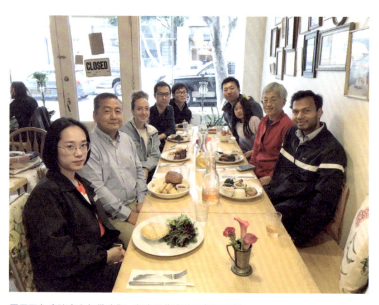

周五下午实验室主任带我们一起在单位旁边的餐馆聚餐

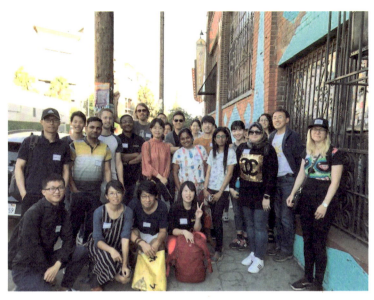

学校外联部组织的访问学者联谊活动合影

英语听力不够好，所以我经常会让他重复回答我的问题。到后来我经常会跟他讲中文，然后他会拿出手机将中文翻译成英文并跟我交流。在此非常感谢赫门博士在我留学期间给予我无私的帮助。除了研究所内部的交流合作之外，学校外联部还会定期组织不同学院和专业的留学研究人员进行联谊交流，来自不同国家、不同民族、不同年龄和不同专业的海外学子们聚到一起，先是介绍自己的国家、学校、专业、爱好等，最后还是会回到交流我们本次出国的研修方向。通过这种形式的联谊交流，我们医学专业的访学人员与工科专业方向的访学人员成了朋友，建立了科研合作关系。

感谢浙大一院给我这个出国研修深造的机会，让我在顶尖的医学科研院校学习到了严谨规范的科研管理、时刻关注前沿的学习创新精神，以及反复打磨课题方向的坚定信念，之后我将结合自身所在的学科特点，结合临床实际需求，选择好适合自己的研究领域，充分利用每天有限的工作闲暇及休息时间，研读最新的相关研究论文，不断积累探索，以努力取得更好的成果。

疫情之下，不忘初心
——美国华盛顿大学医学院访学经历

肝胆胰外科　周官辉

回国两年多了，回想起那段短期出国交流访学的经历，心中的忐忑与激动之情仍溢于言表。

在国内的大部分医院，从事介入基础研究的人员不多。我选择去美国访学，旨在更好地掌握一些介入基础研究的相关技术，更好地了解该研究领域的最新进展。我期待在一个全新的科研环境中迸发更多的科研灵感，弥补我在科学认知上的不足，提高学术水平，取得更快的进步。

异国他乡，初来乍到

我于 2019 年 8 月至 2020 年 10 月在美国华盛顿大学医学院（西雅图）进修学习，研究方向为肝癌介入分子影像学，导师是杨晓明教授。杨晓明教授为美国华盛顿大学（西雅图）医学院的终身教授。他是现代医学影像学领域数个新技术、新概念的创始人，主要包括管腔内磁共振分子成像及其引导下介入治疗技术、心血管疾病基因治疗的分子影像学监测、干细胞修复不稳定动脉硬化斑块的细胞 – 分子影像学示踪、介入分子影像学等。

西雅图位于美国华盛顿州，是美国最适宜居住的城市之一，人文荟集，知名的微软、波音、星巴克、亚马逊等公司总部皆在此。华盛顿大学附属港景（Harborview）医院、瑞典医学中心均位于西雅图市区。华盛顿大学（University of Washington，UW）是一所世界顶尖的综合性公立大学。置身于华盛顿大学，你能醉心于校园的秀丽风光，近有烂漫樱花，远有雪山皑皑，相映成趣。初到西雅图时，我对这个陌生的城市感到很多不适应，好在有一位国内的同事一起做伴，他担任起了我的生活向导。本来以为西雅图有很多地铁，公共交通完善，结果发现完全不是这样，只有一条从华盛顿大学通往机场的地铁线。和国内大城市人口密集不同，西雅图的人口只有 500 万人左右，他们中的大部分是白天在市中心上班，晚上住郊区，所以没办法建设很多地铁线路。

我住下后首先要学的生活常识便是垃圾分类。现在垃圾分类在国内也逐渐普及起来了，但在我出国前尚未严格执行。说实话，在出国之前，我只知道可回收和不可回收这两种垃圾分类标准，但对于哪些物品属于哪种分类，却没有准确的认识。到了美国之后，不论是在公共场所，还是在每家每户，都有较为细致的分

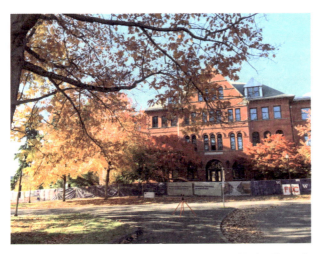
深秋季节华盛顿大学校园一角

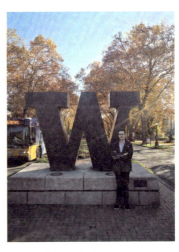
周官辉在华盛顿大学校门前留影

类垃圾桶，包括可降解物、可回收物、垃圾这三类。在我租住的房东家里，有一本垃圾分类的宣传册，每次扔垃圾前我都会仔细对照宣传册学习、分类，即使是在自己的房间里，我也设置了两个垃圾桶来区分垃圾和可回收物品。几个月过去，我可以很轻松地判断垃圾所属分类。

开展科学研究，提高实验技能

我们的主要研究工作不是在华盛顿大学校园完成，而是在华盛顿大学医学院附属的一个研究院里完成。那里的几栋楼全部用于医学基础研究，这在国内很少见。基础研究本来就要投入大量资源，国内的大部分实验材料都来自研究者课题组，与此不同的是，这里的研究者只需为普通科研试剂及材料支付较少的一部分费用，其余由学校承担。

我所开展的具体研究工作内容主要包含以下两个方面。一方面是分子影像引导下的射频热疗增强肝癌溶瘤治疗，目的在于探讨基于吲哚菁绿（ICG）的光学成像评估射频热疗（RFH）增强的介入溶瘤治疗肝癌的有效性。该研究包括使用ICG标记的大鼠肝癌细胞的体外实验以及对原位肝癌大鼠模型的体内验证实验。这项研究表明，基于凋亡/抗肿瘤免疫途径通过ICG的光学成像评估RFH增强的溶瘤治疗肝癌是可行性的，这可能为进一步开发新的术中光学成像技术开辟新

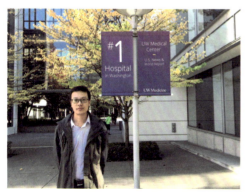

周官辉所在华盛顿大学医学研究中心

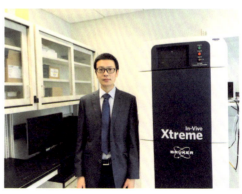

周官辉在介入分子影像实验室

途径，从而实时指导在中型肿瘤消融后的肿瘤边缘完全杀死肿瘤，这也是当前亟待解决的临床问题。另一方面是射频消融术后残余肿瘤的介入溶瘤治疗，该研究的目的是探讨不完全射频消融（iRFA）后残余肿瘤的介入溶瘤治疗的可行性。本研究包括使用 VX2 肿瘤细胞的体外实验以及对 VX2 肝癌兔模型的体内验证实验。通过 RFH 增强作用和凋亡 / 抗肿瘤免疫途径，介入溶瘤治疗 iRFA 后残留肝癌是可行的，这可能为预防热消融中型至大型肝癌的残留或复发性疾病开辟新途径。

实验开展并不顺利，前几个月动物伦理申请一直没有通过，中间多次修改研究方案细节，等到圣诞节将近时，动物伦理终于通过，接下来碰到学校放假。假期我和另外一名同事主要继续细胞实验研究。由于我此前并无基础实验的经验，所以刚开始结果不理想，于是我们请隔壁实验室老师帮忙，并多次上网查找问题所在，等解决问题后再不断重复实验。通过几个月的研究，我感觉自己的实验技能有了很大的提高。

突遇疫情，共克时艰

2020 年 2 月，就在我们的研究按计划顺利进行时，新冠肺炎疫情暴发了。起初，大家十分关心国内疫情，很多同学通过各种渠道购买 N95 口罩寄往国内，支援国内抗疫。然而，仅仅不到 1 个月，西雅图就出现了新冠病毒肺炎感染患者，随着感染人数逐渐增多，西雅图成为当时美国疫情最严重的城市。当时虽然国内疫情已经十分严重，但是医院国际交流部的老师仍然牵挂着我们在海外的医生，及时了解我们所在地疫情的情况，并嘱咐我们注意自身安全，如遇到困难，可通过他们向医院寻求帮助。而在美国，学校已暂停所有线下课程，并要求大幅度减少实验室人数，我们的实验也一度停摆。我们的动物实验大概暂停了 3 个月，从 5 月份开始才逐渐恢复。那段时间，我们几乎没有休息时间，每个周末都去实验室抓紧完成实验。完成"分子影像引导下的射频热疗增强肝癌溶瘤治疗"和"射频消融术后残余肿瘤的介入溶瘤治疗"两项课题，并完成论文两篇，准备投稿。后来两篇论文分别投至 2020 年北美放射学大会（Radiological Society of North America，RSNA）和 2020 年世界分子影像学大会（World Molecular Imaging Congress，WMIC），均获准口头报告。

拓宽眼界，不断提高

我所在的实验室几乎每周都会在固定的时间开组会（lab meeting）、聊课题，每个学生会认真地提前准备每周的课题研究进度，讨论并明确实验目的、制订实验计划；执行实验时碰到的很多问题，都是大家充分讨论后，集思广益来解决的。因此，实验结果都非常可信，且可重复性高。对于阴性结果，大家也很重视，会认真分析、检查究竟是哪些地方出了问题。这些都是来实验室学习前我所欠缺的。我往往还没有明确实验目的和方法，就急于动手，导致实验非常辛苦，效率却并没有提高。在访学前，我自认为对实验的把握和规划还是很有效的，然而在实验室其他人面前我还是自叹不如。如果没有这次经历，很难想象我能否意识到这一点。

在这一年多的出国学习过程中，我充分认识到自己各方面的不足，从而可以更好地在以后的学习和工作中不断完善自己。我积极参加课题组内的各项学术活动，紧跟学科前沿，这使得我对肝癌介入分子影像的研究有了新的认识。从课题最初的设计，根据预实验结果不断修改，到后续课题实施过程中每个重要环节的处理，我的研究能力有了较大的提升。同时，通过这次访学，我对美国高校研究中心的科研平台建设、实验室管理、教学有了清晰的认识；在科研方面，拓展了知识面，为今后科研思路的拓展奠定了基础。术业有专攻，这次访学的课题组专长于肿瘤介入分子影像方面的研究，近 10 年相关研究成果均与肿瘤介入分子影像相关。而我国的肿瘤介入分子影像起步较晚，在这方面研究基础相对较弱，因此需要扬长避短，与欧美多个不同国家的相关课题组展开广泛的合作，以便较快地提高肿瘤介入分子影像的研究水平。分子影像医学发展迅猛，一个课题组无法掌握所有的实验技术。因此，合作和交流在现今的科研活动中必不可少。

千里赴德研修，浙里学思践悟

——德国马格德堡大学医院研修之旅

肝胆胰外科　胡奇达

回忆起 3 年前我在德国马格德堡（Magdeburg）进修的时光，很多细节依然历历在目。当年 9 月初从杭州辗转 30 多小时到达马格德堡，到 11 月底回到熟悉的杭州，共计 3 个月的研修时间——说短不短，在陌生的环境里学习和生活常常遇到的各种挫折，让人感觉连时钟的滴答声都会变慢；说长不长，似乎是刚刚开始习惯马格德堡大学医院的节奏，研修之旅就结束了。我所在的马格德堡大学医院（Universitätsklinikum Magdeburg A. ö. R.）是位于德国萨克森 - 安哈尔特州（Sachsen-Anhalt）首府马格德堡大学（Otto-von-Guericke Universität Magdeburg）的附属医院，医学院就在医院院区内。作为萨克森 - 安哈尔特区域的最佳医院，马格德堡大学医院多个学科在德国知名的福克斯（FOCUS）医院排行榜上名列前茅。我所在的普外科全名为普通、血管、内脏、移植外科，可以说是一个包罗多个亚专科的外科科室，同时细分为肝胆胰、胃肠、血管、移植、小儿外科等专科。马格德堡大学医院的胆道外科和胃肠外科，在 FOCUS 排行榜上

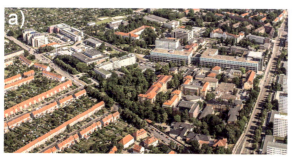
马格德堡大学医院全景

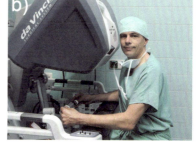
克伦尔教授进行达芬奇机器人手术

排名均居于全国前十位。科室主任罗兰德·克伦尔（Roland Croner）教授，是一名资深的普外科医生，曾担任埃尔朗根（Erlangen）大学医院肝胆胰外科中心主任十余年，深耕普外科各个领域，特别是肝胆胰和胃肠外科。

工作充实，操作严谨

临床工作辛苦却有趣。我和另外两位中国医生一起，被分到了普外科弗兰克·迈耶（Frank Meyer）教授管理的普外一病区（Station 1）。该病区主要收治肝胆胰手术患者，同时也会收治部分胃肠手术的患者。清晨 6:45，我们就在普外一病区集合，由总住院医师领头进行早查房，主治医师、住院医师随后，教授和高年资医师在旁监督。查房的形式和国内类似，但是主要是由住院总医师主导，住院总医师拿着厚厚的病历夹（10 个患者的病历一夹，内含系统回顾、医嘱、体温单、护理记录、备忘录等内容）依次询问普通病房患者的病情，主治医师和住院医师在旁辅助，教授和高年资医师偶尔提一下建议。早晨 7:00 会有全科室主要的高年资医师在克伦尔教授带领下对病情较重的患者早查房，从 IMC（intermediate care unit，患者病情严重程度介于重症监护室和普通病房之间，一般是重大手术术后气管插管已拔除的患者）开始，查到 ICU。全科室的高年资医师一起查重病患者的好处显而易见——所有医疗组都了解科室里 IMC 和 ICU 患者的情况，有助于在紧急情况下做有效处理。

每天的早会也值得期待，各个工作日的早会安排会有所不同。

周一：教育会议，主要是对新指南、新技术等的学习，每个月第一周的周一为并发症和死亡病例讨论（M&M）。会后口头交班。

周三、周五：普外科读片会。由普外科克伦尔教授发起组织，放射科高年资医师参加阅片。由住院医师、主治医师提出病房里的疑难病例，放射科医生读片，克伦尔教授和高年资医师讨论后确定下一步方案。会后口头交班。

周二、周四：Tumor Board，即国内的肿瘤 MDT，由普外科克伦尔教授发起组织，放射科、消化内科、化疗科、放疗科、病理科等团队参加，Tumor Board 有全职秘书（非临床医生）记录会议讨论的内容。一般流程为，主管患者的住院医师或主治医师事先在 Tumor Board 网站上填写患者情况（简要病史、诊断、分期、治疗经过等）并汇报病史，放射科医师同步读片，各科室医生讨论。一次会议常常可以讨论 10～15 例肿瘤患者的治疗方案。会后科室举办读片会和口头交班。

手术一般从早晨八九点开始，手术医生常常是由 1 名高年资医师或主治医师带领 1 名住院医师进行，甚至连达芬奇手术、开放 Whipple 手术也不例外。只有少数术式例外，如腔镜大手术，会安排 2 个助手，肝移植手术则会有 3 个助手。德国外科医生的手术技术娴熟，但是我印象最深的是完全与教科书或手术图谱一样的标准化手术流程，毫不夸张地说，观摩胰十二指肠切除术，所有的手术操作都可以从手术图谱中找到一模一样的示例图片。

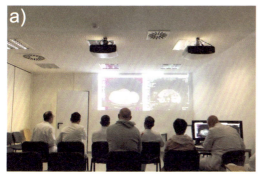
Tumor Board（部分科室尚未到）

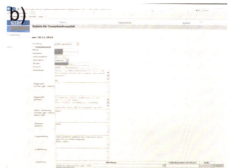
院内 Tumor Board 网站

研学融合，挑战创新

在临床工作之余，我还和迈耶（Meyer）教授合作开展了重症胰腺炎内镜治疗临床新技术的研究和总结。我们总结了一种新型的经胃的双内镜球囊扩张扩大开口胰腺坏死组织清除术。由于部分坏死性胰腺炎的患者需要进行外科清创，根据胰腺炎的清创治疗指南，传统的方法可通过先进行穿刺引流再进行肾镜 / 腹腔镜 / 开放清创手术的 Step-Up 策略进行，内镜治疗近年来也成为主流的清创引流手段，如超声内镜引导下进行经胃的胰腺坏死组织清创引流，也可以取得较好的效果。但内镜下胰腺坏死组织清创还是会有一定的局限性存在，如内镜视角不够广导致操作医生对清创部位的观察欠佳，再如经胃壁的通道太过狭小导致取出坏死组织的效率较低。因此，迈耶教授团队研发出了利用两个内镜来进行经胃清创的策略，通过双内镜介导的球囊设备最大限度对胃壁上的开口进行扩张，大大提高了坏死组织清创后的取出效率；同时，双内镜的二重视角可以让操作者通过某个内镜更加方便地观察到另一个内镜周围的情况，可提高诊断准确性和操作有效性。我和迈耶教授统计了此术式的相关临床数据，目前正在收集随访资料，前期研究成果已在第 14 届国际肝胆胰协会世界大会（International Hepato-Pancreato-Biliary Association，IHPBA）上做了展示。

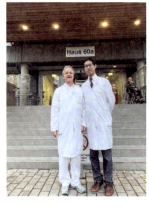

胡奇达和迈耶教授在 Haus60 病房大楼前的合影

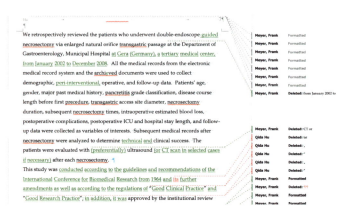

胡奇达论文修订稿

德国的研修生活结束，我回国后，新冠肺炎疫情就席卷全球，因此我还一直没有机会在国际会议上与在德国认识的教授们再次面对面交流，只能偶尔与迈耶教授通过邮件交流论文写作的一些问题和心得，但是德国医生严谨的态度和标准的手术方式，已经在我心中留下了深刻的印象。我在手术过程中也一直让自己的手术操作向标准化、统一化靠近，将在德国的所闻所学运用到临床和科研工作中，并不断发挥作用。

山海相隔，仁心相通

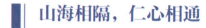
——日本静冈县立综合病院研修感悟

胃肠外科　刘晓坤

2019 年夏，医院组织开展前往日本静冈县立综合病院的进修项目。考虑到日本在癌症特别是消化道肿瘤的诊治上有着卓越的发展，日本胃癌学会制定的《胃癌治疗指南》对于临床医生制定临床决策有着非常重要的指导意义，我迫不及待地提交了报名申请，并幸运地被该项目录取。出发前浙江省卫生健康委员会合作交流处组织了一次临行前的座谈，彼时我才了解到，原来浙江省与静冈县自 1982 年就缔结了友好省县关系，甚至在中日关系最紧张的时候，这份友谊也未曾冷却，由此我更加深刻地意识到此次研修不仅是一次提升自我的学习机会，还是巩固这份持续 30 多年的情谊的一次重要交流活动。

初来乍到，请多关照

初至静冈，天朗气清，旅客并没有很多，机场显得有些冷清。在异国他乡，语言不通的我跟同行的队友却没有感到任何的不适，因为静冈县立综合病院的玉井一生先生很热情地在机场迎接我们，并将我们妥善安置在医院旁边的公寓里。在从机场至宿舍的路上，一路经过很多山丘，郁郁葱葱的林木一片片，和我在日本漫画中看到的景象一样。进入城区后，一座座方方正正的小房子整整齐齐地排列着，机动车道很狭小，路上的汽车也都看起来有些迷你。

待我们将行李安顿在宿舍后，玉井先生借给我们轻便的自行车，将医院内联系的电话号码分享给我们，带我们去附近的超市采购日用品。与玉井先生道别后，差不多也到了傍晚时分，我跟队友便到超市对面的拉面馆觅食，凑巧的是碰到了一位中国留学生正在拉面馆做兼职，他很热心地给我们介绍了菜单以及点餐方式，让我们终于吃上了到达日本后的第一餐。

到静冈第一天，我对她的初印象便是，这是一座温和、晴朗而又宁静的城市。

虽然很疲惫，但可能因为环境陌生，晚上我并没有睡得很沉。第二天我早早地起床，泡了麦片跟咖啡，用餐完毕后便到医院与玉井先生以及望月守先生会面，并在医院早会上认识了即将一起工作与学习的消化器外科以及消化器内科的主任及同事。在熟悉了每周大概的工作安排，办公室、手术室以及教学部的环境后，我和队友便正式开启本次的研修生活。

仁心仁术，山水相逢总有时

入住静冈县立综合病院的患者为下级医院介绍而来，但医院接收的患者并不是很多，因此整个医院看起来井然有序。同事之间、医患之间彬彬有礼，相互信任。

我所在的食管胃外科，每周会安排 3～4 天作为大手术日，每天大概会安排 2 台癌根治手术，除此之外便是急诊手术或是像腹外疝修补术一样的Ⅰ～Ⅱ级手术了，这样的工作强度远不及我省三级医院的一半。

在每周一的早会上，病理科、放射科、消化内科及外科的同事会坐在一起，详细讨论、分析本周的大手术病例，以保证术前准备完善，手术能顺利完成，这

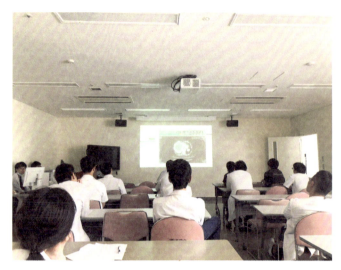

每周早会

与我们的 MDT（多学科讨论会诊）如出一辙。

在一个普通的手术日，我跟随住院医师大坪琢磨早早地完成住院患者的查房以及医嘱下达，随后便更换洗手衣进入手术室，看到主刀医生佐藤真辅正与一位 80 多岁的胃癌患者亲切地交流，安抚老先生的情绪，同时有条不紊地与麻醉医生、护士、护工完成术前准备。老先生也对医生们表现出绝对的信任。这是一台腔镜下的远端胃大部分切除术，由佐藤医生主刀，科主任渡边昌也医生作为一助，大坪医生作为二助，两人共同协作完成手术。手术完成得干净且迅速，手术过程中一同观摩的除了我这位外国研修生，还有本院其他住院医师。手术标本则由高年资医生亲自解剖，完成胃周淋巴结的分组及所有标本的固定，再送至病理科。手术后老先生被转送至专门为全麻手术后患者准备的外科重症监护室（surgical intensive care unit，SICU）过渡，1 天后便转回至普通病房。

山海相隔，虽然工作环境以及工作节奏相差甚远，但是对于患者的救助之心、解他人疾患之苦的善意，以及对于本职工作的热情与专注，我们之间，毫无差异。

在日本研修的 50 多个日夜里，我经历了很多个风和日丽的时日，也经历了数次台风袭来，但这些时日很快便过去了。回国后，我们与静冈县立综合病院的联系却并没有结束。通过医院及学校的平台，我们也与其上消化器外科的各位医师组织了线上会议学习。相信在未来的时日里，我们会有更多的机会进行线上、线下的沟通与交流。

　　仁心仁术，山水相逢总有时。

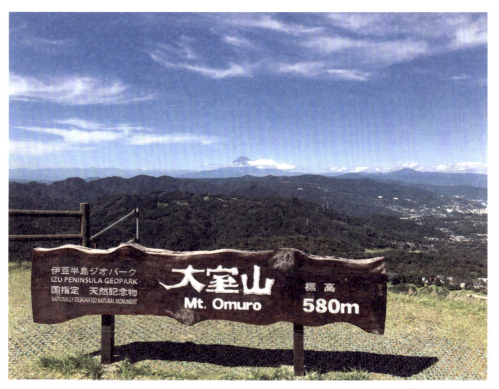

在大室山，可以看见远处的富士山

精益求精，探究匠心
——美国约翰·霍普金斯医院研修见闻

内分泌科　周伟斌

　　为增进浙大一院与国外知名医疗机构的国际交流，加强学科发展，积极推进学科高层次、创新型人才的培养，医院选派内分泌科与神经外科骨干医生赴美学习。2019 年 10 月至 12 月，我有幸以访问观察者身份，前往美国马里兰州巴尔的摩市约翰·霍普金斯医院（Johns Hopkins Hospital，JHH）访问交流。约翰·霍普金斯医院总体排名在全美居于第三位，内分泌科具有很高的国际地位，科室成员有亚专科分工，科研也有针对性，许多专家在各自相关学术领域是学科带头人，担任学会主席。戴维·库珀（David S. Cooper）教授专注于甲状腺结节，是 2006、2009 年美国甲状腺协会的主席，道格拉斯·威尔莫特·鲍尔（Douglas Wilmot Ball）也是甲状腺结节、甲状腺癌的临床专家；安德利·桑德拉·罗伯特（Andrian Sandra Dobs）是性腺方面的专家；阿米尔·希克马特·哈姆拉希安（Amir Hekmat Hamrahian）和罗伯托·萨尔瓦托里（Roberto Salvatori）是垂体、肾上腺方面的临床专家。

完善的预约体系，安静的候诊环境

刚去门诊楼的时候，虽然已经知晓他们的患者都是预约而来，但看到小候诊室里几个零星分散的患者，还是有点惊讶。患者都有自己的家庭医生，或者自己的牙科、眼科医生。转诊来的新患者，一般看诊40分钟左右，随访患者则20分钟，所以一上午下来，基本看诊4名患者，最多8～10名。护士会先做好相关准备工作，如为患者测量身高、体重，初步询问病情并进行登记，然后请患者在诊室等候。教授有时也会带主治医生先看诊，然后自己再看。我们作为观摩医生（observer），会先向患者介绍情况，征得患者的同意后，才一起进入诊室。整个诊疗过程比较注意隐私和手卫生。就诊结束前，医生都会问患者是否有问题，是否有不明白的地方，看诊结束握手告别。美国的药房在医院外面，只要有处方，各个药房都可以取药。

近年来国内也积极推出了提高预约挂号比例的措施，也在努力改进分级诊疗、双向转诊，相信通过不断优化，会更好地增进医患相互之间的了解。

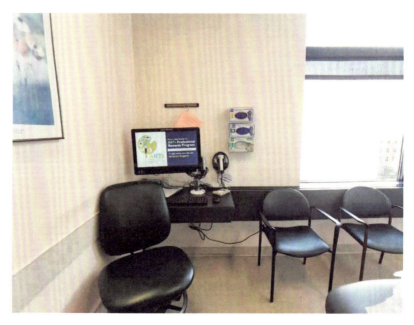

美国医生宽敞的诊室

丰富的学术讲座，精彩的病例讨论

约翰·霍普金斯医院和医学院很近，医学院讲座很多，我们可以从医院的网站或者海报获得讲座信息，包括每周大查房讲座，有时也有医学教育、医学发展史、住院医师培训方面的讲座。

我最喜欢参加的是一些疑难病例讨论的小讲座，由某个领域的亚专科专长的教授分享临床上遇到的少见病或者常见病中的少见临床表现。有大量喝牛奶补钙引起的乳碱综合征，有双膦酸盐治疗骨质疏松后不典型骨折（股骨干低能量骨折），其中印象深刻的是一例不典型的库欣病。

一位 59 岁女性患者，2 型糖尿病 9 年，应用利拉鲁肽和吡格列酮，合并能控制的高血压，慢性肾病 3 期 [eGFR（estimated glomerular filtration rate，估算的肾小球滤过率），40mL/min]，焦虑、抑郁，进展性记忆丧失，痴呆，肌肉无力，没有旁人帮助则无法独立行走。血压 138/79mmHg，体重 79kg，BMI（body mass index，体质指数）39kg/m^2，中心性肥胖。两年前跌倒后一直坐在轮椅上，轻中度凹陷性水肿。吡格列酮换成瑞格列奈后，水肿有好转。甲状腺乳头状癌（4cm）行甲状腺全切术后，新加坡医院行残余甲状腺消融。其他服用的药物有喹硫平（已更换为利培酮）、利瓦斯汀、奥美拉唑、阿托伐他汀、氨氯地平、比索洛尔、铁剂、维生素 D、复合维生素 B。因为她 3 年内体重增加 20kg，皮肤有瘀斑，她的糖尿病医生怀疑她是否有库欣综合征（一种由皮质醇的激素分泌太多而引起的疾病）。然后，做了初步检验，午夜 1mg 地塞米松后皮质醇仍高（15μg/dL，正常人应该是 < 1.8μg/dL），午夜唾液皮质醇含量也超过正常值，24 小时尿游离皮质醇在正常参考范围。教授们分析这可能是因为患者合并慢性肾病，不能正常从肾脏排出皮质醇，所以在肾病患者中，尿游离皮质醇的临床意义就减少了。患者的促肾上腺皮质激素 13.8pmol/L（参考值为 1.6 ~ 13.9）。因为患者促肾上腺皮质激素没抑制，所以接下来鉴别垂体性或异位促肾上腺皮质综合征是非常困难的。老师们结合参考文献，对这些数据进行深入分析，抽丝剥茧，层层推理，并完成了许多动态激素的激发试验，但是结合垂体磁共振，还是难以明确病因。后来安排患者

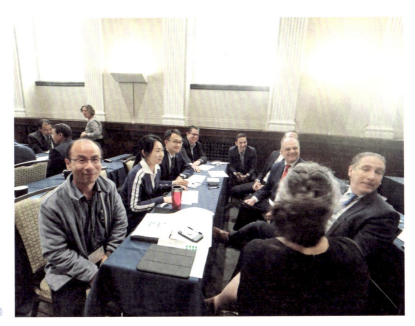

病例讨论时的场景

做岩下窦采血用以鉴别垂体和外周血促肾上腺皮质激素是否有浓度梯度时，了解到患者还在新加坡医院服用过甲吡酮这个抑制皮质醇合成的药物（我们国内没有这个药），所以关于行岩下窦采血时是否需要停用甲吡酮、停多久这个问题，老师们又去查阅文献。最后与患者家属充分沟通后，行右侧垂体切除术，术后随访效果良好。从这个病例讨论中，我深深感受到老师们精益求精的研究态度，还有与患者交流沟通的必要性。

于无声处听惊雷，于无色处见繁花

——美国约翰·霍普金斯医院学习点滴

呼吸内科　王　晴

2019年秋天，我与同事符一骐医生一同踏上了前往美国约翰·霍普金斯医院（JHH）的旅途。约翰·霍普金斯医院是一所历史悠久且极负盛名的大型综合性医院，连续23年被评为全美最佳医院，在2022—2023年度排名中位列第五位，而我们即将造访的呼吸科在2022—2023年度排名中位列全美第七位。在进修期间，我跟随许多呼吸科医生查房，大部分时间我们都是在就疾病或患者病情进行交流与分析，但在不同的文化以及思维背景下，这些看似平常的交流给予了我不同的视角和思考方式，帮助我重新审视我的临床以及科研工作。

规范诊疗，关注细节

初到约翰·霍普金斯医院，印象最深的是规培医生们非常辛苦。他们每天早上6点就会到医院，巡查自己负责的患者，归纳整理病情变化，等待向带组医生汇报。他们需要整理书写

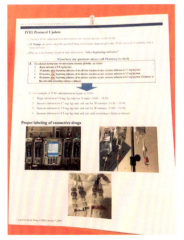

医生办公室的墙上张贴着
丙种球蛋白静脉使用规范

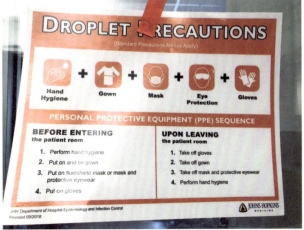

病房门口张贴着飞沫隔离的要求

的病情记录非常长，以至于我第一次看到时都有点惊讶，但仔细阅读后才发现，这是一份相当详细的结构化的病程记录，包括患者基本情况、既往史、此次入院原因、昨日病情变化，依据患者所有的诊断逐一列出用药情况，最后还需汇总、评估患者整体情况，目前最需要关注的重点问题等。重点关注会加粗加黑，诸如抗生素疗程、激素使用疗程等，以便突出患者的主要问题。这种规范化的流程以及涵盖各方面细节的结构化病程，能够帮助临床医生养成更有逻辑的思维方式，关注到患者每个方面的细节，同时也不会模糊重点。此外，在病区办公室的墙上贴有各种疾病及重要药物的诊疗及使用指南，患者的病房门上贴有"每4h进行一次生命体征测量""严格限制液体量""液体量每日2L"等非常醒目的提示牌，这都体现出这家医院予以患者认真、细致的照护。

于寻常处见不寻常

在约翰·霍普金斯医院，每周都有非常多的研讨会，适合不同层级的人员参加。比如在周三上午有研究生的科研及论文相关的讨论会，周三下午有呼吸科以及放射科医生参加的关于间质性肺疾病的讨论会，周四有呼吸科的病例讨论会以及基础科研相关的课题报告会等。我们科室也常开病例讨论及读片会，其中，关于一些国内相对比较少见的疾病讨论会以及基础科研相关的报告会给了我很多灵感。一次，在参加一个主要面向研究生的病例讨论会时，一位医生拿出了一个病例来讨论。当时我看了病史以及肺部影像后简单地认为这是一个并不复杂的慢性阻塞性肺疾病（chronic obstructive pulmonary disease，COPD）的病例，只不过除了两肺肺气肿，该患者还伴有两下肺间质性纤维化病变。COPD 的患者在两肺外带或下肺还伴有间质性改变，虽不算太常见，但我在临床工作中也不乏遇到这样的患者。然而，负责主导讨论的主治医生非常明确地跟我们说这是肺间质纤维化合并肺气肿综合征（combined pulmonary fibrosis and emphysema，CPFE），并且他强调说，这是一种跟 COPD 不同的综合征，有其独特的临床特征，需要我们进一步去认知、探讨。从常见的疾病中寻找具有特殊表型的一类疾病进行研究、探讨，并归纳出这类疾病的特点，这对于当时正在考虑如何从临床数据方面来进行常见病研究的我来说，确实是醍醐灌顶。无独有偶，临床轮转中也碰到了同样特殊表型的疾病。我们跟随一位医生查房时，正好查房到一例肺支气管相关淋巴样组织（bronchus-associated lymphoid tissue，BALT）淋巴瘤。当时我与同事都没听说过 BALT 这个名词，那位医生立即打开电脑，搜索出他既往曾经发表过的

Monday 星期一	Tuesday 星期二	Wednesday 星期三	Thursday 星期四	Friday 星期五
Sleep Lecture 睡眠疾病讲座 Sleep Case Conference 睡眠相关病例讨论会	Medicine Grand Rounds at Bayview Medical Center 内科大查房（Bayview 院区）	Fellows Journal Club Research in Progress 科研讨论会 Respiratory Biology and Lung Disease Seminar 呼吸病例研讨会 Allergy and Immunology Research Conference 过敏及免疫性疾病研讨会	Pulmonary Grand Rounds 呼吸科大查房 Lung Research Conference 呼吸科科研讨论会	Medicine Grand Rounds at Johns Hopkins Hospital 内科大查房（本部） Core Curriculum Conference 核心课程教学 Imaging Conference at JHH 读片会

呼吸科每周研讨会安排表

关于 BALT 淋巴瘤的个案报道及综述分析。我们阅读后发现就是原发支气管肺的 MALT 淋巴瘤。我们在临床工作中遇到此类疾病会直接将其诊断为 MALT 淋巴瘤，但将原发于支气管肺的 MALT 淋巴瘤归纳为一个特殊亚型进行分析探讨，找出其独特的临床特征，这确实提示了我作为一名临床工作者应该具有的临床研究思维能力。

领略新技术的魅力

在约翰·霍普金斯医院的最后一个月，我在气管镜室轮转，观摩了非常多的支气管镜操作技术，其中一部分，我们科室已经开展，包括超声支气管镜下外周肺活检以及纵隔淋巴结穿刺活检等；一部分在我回国以后，在科室里也逐渐开展起来，包括虚拟导航或磁导航技术引导下的外周肺活检以及硬镜支持下的支架植入术、球囊扩张术等。当时在约翰·霍普金斯医院进修时，我刚开始学习超声支气管镜技术，对于纵隔淋巴结的定位尚不甚清晰。非常有幸的是，我在约翰·霍普金斯医院支气管镜室轮转时遇到了王国本教授。王教授是经支气管纵隔淋巴结针吸活检术的创始人，他于 1994 年创新性地提出了支气管镜下纵隔淋巴结活检技术及王氏淋巴结分组。他以隆突及各级支气管分嵴作为标志点，为纵隔淋巴结活检技术定下了一个临床实用的标准。我向王教授讨教了如何在支气管腔内进行各组淋巴结的定位，以及王氏淋巴结分组与 IASLC 淋巴结分组的相关关系，并且在猪肺模型上进行了实际的操作练习。虽然我们现在已经拥有超声支气管镜技术，能够在超声下实时看到管外的淋巴结，但对于一些相对较小、位置较深、周围血管丰富的淋巴结，能够在管腔内首先进行初步的定位，再使用超声支气管镜探查，能够帮助我们更快、更准确地找到穿刺位点。在学习超声支气管镜的初期，能够这样系统地学习纵隔淋巴结的管腔内定位方法，并得到行业创始人的教导，我觉得非常幸运。

除了气管镜介入及活检技术，气管镜活检后进行快速现场细胞学评估（rapidon-site evaluation of cytology，ROSE）当时已在国内的部分医院兴起。在取

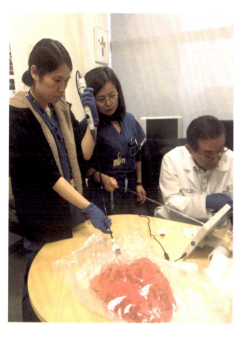

王晴在猪肺模型上学习各组纵隔淋巴结
在支气管管腔内的定位

材到组织标本后，病理科的医生在现场进行快速染色，通过显微镜进行结果判读，能够快速报告是否取到阳性标本，有时甚至能直接做出倾向性诊断。我们在约翰·霍普金斯医院的气管镜室进行轮转时也发现这里会经常开展气管镜下活检结合 ROSE 现场评估，尤其对于一些组织取材相对比较困难、取材风险较大的患者，气管镜的医生就会联系进行 ROSE 检测，只要现场看到取材阳性，就可以停止穿刺。我印象较深的是一位患者的纵隔淋巴结相对较小，周围血管丰富，取材难度较大，呼吸介入科的医生在 B 超引导下行经皮穿刺活检术后立即进行了快速的 ROSE 评估，在大家翘首企盼了 5 分钟后，病理科医生说看到了肿瘤细胞。至今我仍记得当时气管镜室凝重的氛围一扫而空的感觉。对于这种穿刺风险较大的患者，操作医生常常在穿刺一针之后纠结究竟有没有取到组织，还需不需要继续穿刺，继续取材是风险更大，还是收益更大。但在那一刻的气管镜室，病理科的医生就能够回答操作医生，已经取到了阳性组织了。此外，我们还碰到一例病例，操作医生取材了患者的纵隔淋巴结组织后，病理科医生进行 ROSE 评估后说，看到了大量的淋巴细胞，甚至有一些破碎组织中的淋巴细胞似乎有肉芽肿结构，可能是一例结节病。当时我们对 ROSE 的认知仍停留在它主要能够鉴别恶性肿瘤性疾病，报告组织中能否看到肿瘤细胞。因此，能够这样快速地给出良性疾病的诊断，让我非常惊讶。当然，这更依赖于病理科医生深厚的知识背景。我与符一骐医生在回国以后也开始尝试在超声支气管镜下纵隔淋巴结穿刺活检后联合 ROSE 技术检测。当时符一骐医生正好碰到两例诊断相对困难的患者：一例仅 PET/CT 提示 7 组淋巴结代谢略升高，余肺结节均无法穿刺；另一例在气管镜下直接活检后提示阴性结果。这两例通过超声支气管镜下淋巴结穿刺活检并结合 ROSE 现场评估，最终明确了肺癌的诊断。呼吸介入科各种操作技术的蓬勃发展，帮助我们能够给予更多患者更为明确的诊断，在进修中领略到新技术的魅力，并尝试在自己的临床工作中应用这些新技术去帮助更多的患者，这无疑是临床工作中令人欣喜的部分。

回顾在约翰·霍普金斯医院进修的时光，许多点滴或片段的交流最后都潜移默化地影响了我的临床思维方式及临床科研思路，给予了我一个崭新的视角，重新思考我究竟该如何做一名好的临床医生。这大概就是去异国进修的收获与魅力所在。

见证一名神经外科医生的"诞生"

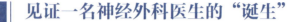

——美国约翰·霍普金斯医院研修之旅

神经外科　朱　昱　童鹰

2019 年 10 月，我们受医院资助赴美国约翰·霍普金斯医院（JHH）神经外科开展为期 3 个月的临床观摩访问。该科室被誉为"世界现代神经外科发源地"，是多年全美神经外科排名第一的王牌科室。访问期间，我们对约翰·霍普金斯医院神经外科的门诊/病房管理、手术、多学科会诊（MDT）、教学教育和转化医学研究等医、教、研工作进行了全方位的考察和研修。值得一提的是，约翰·霍普金斯医院建立了美国首个住院医师规范化培训制度，而约翰·霍普金斯医院的神经外科则拥有公认的"炼狱级"住院医师培训项目。我们通过 1 个多月的全程参与约翰·霍普金斯医院神经外科住院医师工作和值班，见证了在这个世界顶级医学中心，一名合格的神经外科医生是如何"诞生"的。

　　神经外科被誉为外科皇冠上最耀眼的一颗明珠，探索着人类器官中最精密、最神圣的领地。我国神经外科整体起步较晚，而我们作为 1996 年建科、我国神经外科领域最年轻的国家临床重点专科之一的医生，能获得前往 1896 年建科、与我科建立相隔正好百年的"世界现代神经外科发源地"——约翰·霍普金斯医院神经外科访问的机会，自然十分激动和兴奋。刚到巴尔的摩，我们便立刻启动了预先制订好的"一揽子"研修计划，其中重点内容之一便是约翰·霍普金斯医院大名鼎鼎的住院医师规范化培训制度。

众所周知，美国住院医师培训制度起源于约翰·霍普金斯医院，由约翰·霍普金斯医院的"Big Four"（建院四大医师）之一的奥斯勒（Osler）建立［内科医师，另三人为病理科韦尔奇（Welch）、外科霍尔斯特德（Halsted）和妇产科凯利（Kelly）］，而美国首个外科住院医师培训制度则随后由霍尔斯特德建立。被誉为"现代神经外科之父"的哈维·库兴（Harvey Cushing）本科毕业于耶鲁大学，在哈佛大学获得医学博士学位，之后到约翰·霍普金斯医院接受住院医师培训，住院医师期间师从霍尔斯特德和奥斯勒（库兴成名后还给奥斯勒写了传记并获普利策奖）。正是得益于在约翰·霍普金斯医院住院医师培训的经历，年仅 32 岁的库兴在完成培训后留院独立行医，并建立了世界上最早的神经外科专科，创造了现代神经外科史上无数的"第一次"，更是见证了自己作为第一位神经外科医生的"诞生"。

住院医师培训是美国神经外科医师在走向独立行医前的最后一个阶段。完成住院医师培训的神经外科医生毕业后要在全国各医院寻找独立带组行医的岗位。因此，住院医师培训期间需要掌握几乎所有类型神经外科手术的能力，大部分情况下还需要在某个亚专科具备较高的水平。对于一名有志于成为神经外科医生的美国医学生，在以拔尖成绩完成 8 年大学学习后（神经外科住院医师培训项目的入选难度常年排在所有专科的前三位），所面临的更是"炼狱级"难度的神经外科住院医师培训，每个能够最终完成培训，真正成为一名神经外科医生的学员都仿佛接受了一场"重生"的洗礼。无比幸运的是，初到约翰·霍普金斯医院的我们就认识了当时正在接受神经外科住院医师培训的杨午阳博士、蒋博文博士和 Risheng Xu 博士等多名非常优秀的神经外科住院医生，让我们得以在短时间内更近距离地一睹美国神经外科住院医师培训的真容。

住院医生培训的"三高"：高强度、高效率、高水平

来约翰·霍普金斯医院前早已听闻美国神经外科住院医师培训的临床工作强度非常之高。据报道，他们平均每周工作时长可达 100～110 小时，但实际的体验还是超过了我们的预期。在得知神经外科住院医师一般每天凌晨 4:30 到达医院开始工作后，我们趁着时差还未倒好，稍有疲惫但又兴奋地准时到达医院。令我们惊讶的是，此刻的神经外科办公室早已灯火通明，我们见到的并不是预想中住院医生们纷纷打着哈欠进办公室吃早餐的场景，而是十几名低年资住院医师刚完成和前夜值班医师的交班，已伏在电脑前查阅患者病情变化、检查检验结果等信息，其中不少住院医师前一天晚上 10:00 才下班。此刻，我脑海中浮现出篮球运动员科比的那句名言："你知道洛杉矶凌晨 4:00 是什么样子吗？"这些住院医生应该对凌晨 4:30 的巴尔的摩再熟悉不过了。

俗话说，"早起的鸟儿有食吃"。然而，对于早起的住院医生们来说，他们只能吃上个开胃菜，如无法全天高效率地工作，则"早起的鸟儿也饿肚子"。从凌晨 4:30 到早晨 8:00 这 3.5 小时内，住院医师除了要完成患者检查信息记录外，还要依次完成独立查房，向带组医生汇报查房结果并制订所有患者当日诊疗计划，参加病例专题讨论课、重症监护室交班，以及和重症医生讨论所有患者当日诊疗计划、开所有患者的医嘱/检查、写所有患者的病程记录等一系列工作。之后在早晨 8:00 马不停蹄地"飞"到手术室，在主刀医生来之前独自完成全部手术准备、剃发、开颅、暴露病灶，甚至独立完成手术。手术总是被安排得满满当当，经常刚跟完一名主刀医生的手术，就立刻奔赴另一名主刀医生的手术台。更令我们惊讶的是，住院医生们在手术间隙和当天全部手术完成后还要各自独立查房一次，并将查房结果汇报带组医生、开完所有患者的夜间医嘱后，才能在夜深人静之时匆匆赶回家，为的只是在第二天凌晨回来上班前能睡上个不到 5 个小时的觉。当然，这只是一名不值班的住院医生寻常的一天，而平均每 4 天就会轮到一次通宵值班。

约翰·霍普金斯医院作为美国研究型医院的发源地，有别于一般的医学中心，

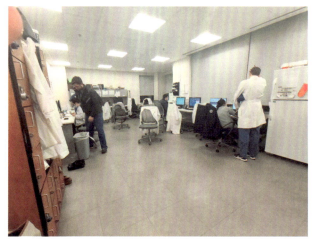

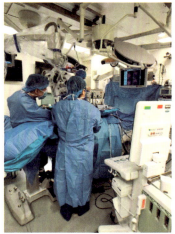

凌晨 4:30，住院医生们已开始了一天繁忙的工作　　住院医生（五年级）在上级医生指导下主刀脑肿瘤手术

其神经外科住院医师们在接受每天高强度、高效率的临床工作洗礼之余，还和科室众多知名教授一起承担着推动神经外科研究进步的学术重任。学员的科研创新能力是约翰·霍普金斯医院神经外科住院医生项目申请时非常重要的一项内容，而在进入培训后，绝大部分立志于将来在学术型综合医院（主要为大学附属医院，如约翰·霍普金斯医院、哈佛大学附属医院、斯坦福大学附属医院等）行医的住院医生在完成临床工作的同时仍会持续开展临床和转化医学研究，一些住院医师甚至选择脱离临床接受额外的 1 ～ 2 年的科研训练。这种以临床训练为主，兼顾科研能力训练的高水平住院医师培训体系代表了顶尖医院、顶尖科室对未来顶尖临床医学人才的培养目标和方向。

漫漫七年路，有梦就去追

神经外科的住院医师培训至少需要持续 7 年，这是所有临床专业中培训时间最长的一段（内科一般 3 ～ 4 年，普通外科 5 年），并配以非常详细的相关科室、亚专科轮转计划。美国神经外科住院医师的招生人数极少，如约翰·霍普金斯医院这样的顶尖大型医院每年也只招 3 ～ 5 名学员，而全美国每年新招收的神经外科住院医师也仅 200 人左右。另据报道，每年最终完成培训成为正式神经外科专科医生的学员人数仅为 160 ～ 180 人。

有趣的是，通过 1 个月内对 1 ～ 7 年级学员的观察，我们清晰地观察到学员们从第一年对高深浩瀚的神经外科懵懵懂懂，到完成培训时对患者诊治和手术充满自信，甚至接近闲庭信步的华丽蜕变。发生这种蜕变的原因是多方面的，既有申请培训项目时学员们"百里挑一"的高智商、高情商和勤奋自律的习惯，也有

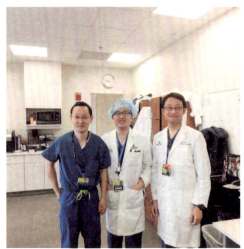

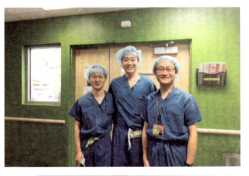

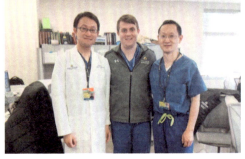

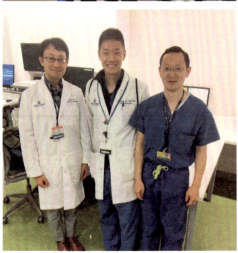

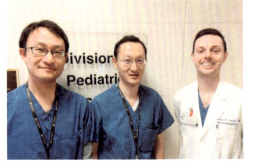

与 JHH 神经外科住院医生们的合影

进入培训后学员们如饥似渴、只争朝夕的学习态度，更有上级医生、高年级医生言传身教、倾囊相授的教学习惯，以及大量的临床实践机会。此外，围绕阶段化目标、临床胜任力目标的"里程碑"住院医师培训制度设计和有效实施也是让约翰·霍普金斯医院神经外科住院医师们在"短短"7 年内能力得到极大提升的重要原因。

俗话说"人生苦短"，对于在美国至少 35 岁才正式"出道"的学员们来说，之后又有几个 7 年可以忙于治病救人呢。在约翰·霍普金斯医院神经外科的全部 20 余名住院医师中，很大一部分的学员已成家育子，他们在接受培训的同时还担负着家庭的重任，有一些甚至是靠多年的努力直到 40 多岁才如愿入选培训计划。想到这样的高强度、高效率及高水平的训练要持续 2500 多天，我们更对这些年轻医生们充满了敬佩之情。"非淡泊无以明志，非宁静无以致远。"他们能够在而立甚至不惑之年甘于寂寞并接受各种挑战，靠的是追求梦想的初心。

今日的学徒，明日的财富

在即将结束 3 个月的访问之际，约翰·霍普金斯医院神经外科主任亨利·布雷姆（Henry Brem）教授，美国神经外科学会前主席、约翰·霍普金斯医院儿童神经外科主任艾伦·科恩（Alan Cohen）教授带我们参观了科室内的一条特殊"走廊"。出乎我们意料的是，走廊两侧白墙上并非有华丽的装饰，而是悬挂了"毕业"于约翰·霍普金斯医院的历年所有神经外科住院医师的人物相片。走廊起始处悬挂的是哈维·库兴教授的全身画像，除了通过全美开创性的住院医师培训制度培养出的世界神经外科"泰斗"哈维·库兴和沃尔特·丹迪（Walter Dandy）教授外，约翰·霍普金斯医院也"诞生"了许许多多活跃于全美各大知名医院的神经外科教授和主任。作为当年约翰·霍普金斯医院的"学徒"，他们怀着对约翰·霍普金斯医院神经外科的感恩之心，毕业后在各自领域内辛勤耕耘并取得了巨大成功，这同样成为约翰·霍普金斯医院神经外科巨大的声誉"财富"，奠定了其独特的"江湖地位"。

　　我们在"住院医师之廊"上注意到 1983 年毕业的住院医师本杰明·卡森（Benjamin Carson），他在完成住院医生培训后留院工作并在不久后担任儿童神经外科主任。1987 年，他将两名连体婴儿的大脑成功分离，当时这在美国引起轰动，同时他撰写的多本励志类图书多次入选全美畅销书榜单。2013 年，他宣布退休后，更凭借其高人气走上政坛，并于 2016 年竞选美国总统。他虽然在党内选举中败给了特朗普，但在特朗普当选总统后被任命为美国住房和城市发展部部长，开创了一段神经外科医生的传奇经历。据说已离开约翰·霍普金斯医院和临床多年，70 多岁的他还时常出现在每年约翰·霍普金斯医院神经外科住院医

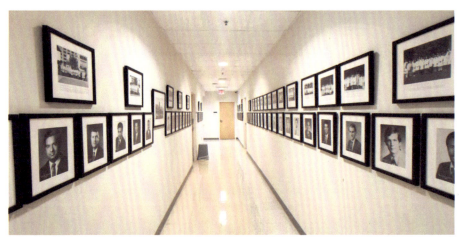

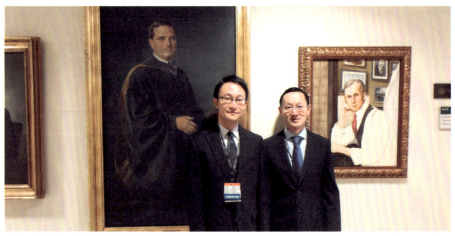

"神经外科住院医生走廊"（上图：JHH 神经外科历年住院医生照片；下图：童鹰医生和朱昱医生与 JHH 神经外科奠基人哈维·库兴教授与沃尔特·丹迪教授画像的合影）

师培训的毕业晚宴上。这也体现了一个经久不衰的顶尖医院和科室能够不断"诞生"杰出人才的"秘诀"——卓越的远见和"一点点"人情味。

本次宝贵的研修经历不仅拓宽了我们的国际视野，而且更让我们深刻感受到无论在哪个国度，每一名神经外科医生的"诞生"都来之不易，追求更高医德医术的初心、坚持和责任是全世界医者打造人类卫生健康共同体的奋斗目标。当前我国的神经外科住院医师培训体系正蓬勃发展，相信在不远的将来定会有更多优秀的神经外科医生"诞生"，造福万千百姓的"灵魂之所"。

不忘初心，砥砺前行，未来可期！

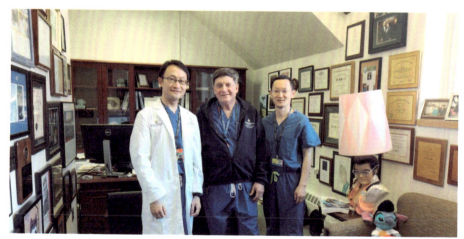

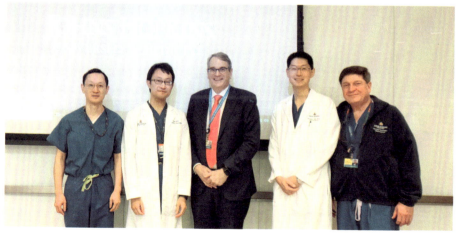

与约翰·斯霍普金斯神经外科教授合影（上图：与美国神经外科学会主席艾伦·科恩教授合影；下图：右三，神经外科主任亨利·布雷姆教授，右二：迈克尔·林（Michael Lim）教授（现任斯坦福大学医学中心神经外科主任），右一：艾伦·科恩教授）

读万卷书，行万里路

——美国约翰·霍普金斯医院进修收获

骨科　赵凤朝　李卓扬

在医院和科室领导的关怀下，我们非常有幸于 2019 年 11 月参加了为期 3 个月的国际交流项目，目的地为位于美国马里兰州巴尔的摩市的约翰·霍普金斯医院（JHH）。约翰·霍普金斯医院建成于 1876 年，具有悠久的历史，被认为是现代美国医学的创始机构，是许多医学传统的发源地。约翰·霍普金斯医院在多个医学领域都享誉世界，神经外科、耳鼻喉科等科室一直位于全美前列，并且约翰·霍普金斯医院盛产诺贝尔奖获得者以及美国国家科学院院士，曾连续 21 年被评为"美国最佳综合医院"。

我们在 2019 年底从上海浦东国际机场出发，横跨半个地球到达了巴尔的摩。刚落地，我们看着不一样的建筑风格，听着耳边萦绕的外语，有些手足无措，但很快便收拾好了心情，怀着好奇和期待，开始了这为期 3 个月的进修之旅。

想要融入某个环境，最好的方式就是了解它的过去。约翰·霍普金斯医院安排了晓彤和我们对接。我们漫步在医院中，晓彤给我们上了进修的第一课——约翰·霍普金斯医院的历史。约翰·霍普金斯医院有多个院区，分布在巴尔的摩的不同位置，我们将先后到倍威尔（Bayview）、格林斯普林（GreenSpring）和布隆伯格（Bloomberg）院区学习。通过晓彤的介绍，我们大概了解到，约翰·霍普金斯医院的发起人约翰·霍普金斯（John Hopkins）是巴尔的摩当地一位著名的银行家，他在临终前留下了一笔财产，并要求将自己的遗产用于建立约翰·霍普金斯大学及其医院。正是他的要求与嘱托，将医学实践与医学研究和教育紧密结合，为美国现代医学奠定了基础。

最初的约翰·霍普金斯医院由四位杰出的医生建立并运营，包括威廉·韦尔奇（William Welch）、威廉·奥斯勒（William Osler）等，其标志建筑就是中央的八角形塔楼。据说，约翰·霍普金斯医院是最早接纳女性学生的医学院之一。有趣的是，当时建立医院的资金不足，某位遗产受托人的女儿提出可以筹集资金，

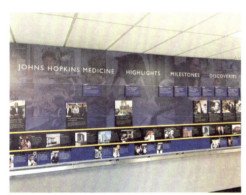
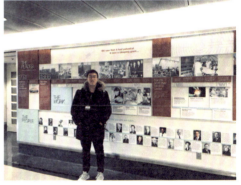
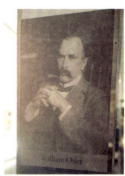
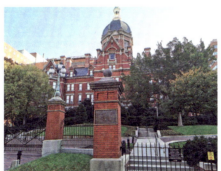
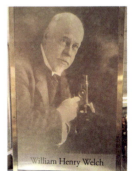

约翰·霍普金斯医院厚重的历史底蕴（左上：历史标尺；右上：李卓扬与历史标尺的合照；左下：威廉·奥斯勒；右下：威廉·韦尔奇；下中：八角形塔楼）

但要求是让女性进入学校学习。一开始韦尔奇持反对意见，但最终他还是改变了自己的想法，并认同男女同校的必要性。奥斯勒作为第一任院长，提出了住院医师制度，并主张临床实践——"他把医学生带到病房进行床边教学"。

说话间，晓彤带我们来到了主院区的走廊，随即一整面墙的历史标尺映入眼帘，在这里清楚地记载着约翰·霍普金斯医院历史中发生的每一件大事。我们不仅可以看到每一任院长的照片，还可以找到所有诺贝尔奖获得者的照片，以及他们的个人事迹。几天后，在格林斯普林院区的墙上也毫不意外地看到了另一幅历史标尺。这些扑面而来的文字与照片无不向我们展现着约翰·霍普金斯医院厚重的历史底蕴和身为百年老院的自信。着眼历史，展望未来，我们在墙上只看到标尺的开端，没有看到结尾，这何尝不是在激励我们在医生这个职业生涯发展中贡献自己的力量，在浙大一院的院史墙上填补我们的个人事迹呢！

学以致用，努力开拓

带着医院和科室两级领导的寄托和期许，我们前往约翰·霍普金斯医院学习。为了学习约翰·霍普金斯医院先进的临床、科研和教学经验，我们每天5点多就起床，穿梭于约翰·霍普金斯医院的倍威尔（Bayview）、格林斯普林（GreenSpring）、布隆伯格（Bloomberg）院区和骨科实验室。爱德华·麦克弗兰（Edward Macforland）教授是美国著名的肩关节专家，他学识渊博、待人和蔼、为人幽默，除了传授给我们肩关节置换的知识，在他的支持下，我已常规开展反肩置换，预计2023年全年手术会突破40台，届时我们的反肩置换量将居国内前列，在肩关节置换领域引领国内发展，而与国外水平看齐是我们的下一个目标！

骨科实验室负责人曹旭教授来自新疆，因此对来自祖国的我们格外亲切。他的实验室在骨科基础研究领域做了很多工作，并取得了丰富的研究成果。我们每周一中午和周五下午都会参加他们实验室的实验进展和文献汇报，这一方面填补了我们的基础实验知识，另一方面让我们得以见识绚烂的科学研究之光。回国后，我们也带领自己的研究团队开展了一些研究，发表SCI（Science Citation Index）论文20余篇。我们将更加努力，向医院先进的兄弟科室学习，百尺竿头更进一步！

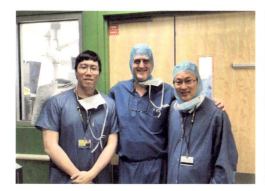
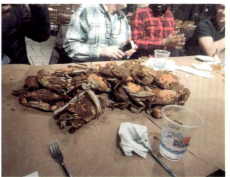
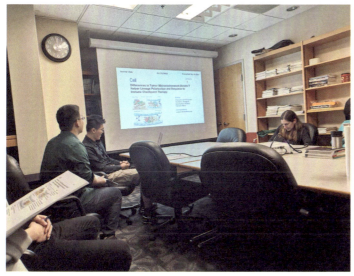
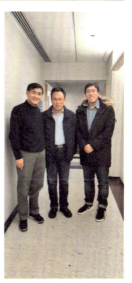

赵凤朝和李卓扬在 JHH 的进修生活（左上：与爱德华·麦克弗兰教授的合影；右上：当地著名美食——蓝蟹；左下：在曹旭教授的组会上；右下：与曹旭教授合影）

全球视野下的医疗之路
——美国约翰·霍普金斯医院研修思考

肝胆胰外科　江金财　李　想

启程：迎接挑战，寻求突破

在科技全球化的新时代背景下，我们需要拓宽视野，超越自我，积极探索与世界同行的可能性。在这个大背景下，浙大一院给我们提供了一个宝贵机会赴美国约翰·霍普金斯医院（JHH）进行为期3个月的研修。这次研修不仅是我们职业生涯的一个重要里程碑，而且是一次深入了解和体验"与世界同行"的难忘旅程。

在这个过程中，我对美国的文化有了更深入的了解，对多元文化背景下的医疗服务有了更深入的认识。

沉浸式学习：揭开全球医疗领域的面纱

约翰·霍普金斯医院以其深厚的科研实力和丰富的临床经验闻名于世，是全球最顶尖的医疗机构之一。在那里，我们有幸参与了查房、多学科讨论、病例讨论以及学术研讨会议，甚至还观摩了他们的手术过程。这一切都让我们有机会从多角度深入了解美国乃至全球医疗行业的最新动态，也让我们对自己的专业技能和发展方向有了更清晰的认识。

在沉浸式的学习过程中，我们亲眼见证了世界先进的医疗技术，领略了全球医疗服务的全新理念，更重要的是，体验到了在不同文化背景下的医疗实践，这不仅给我们提供了丰富的知识和技术，而且丰富了我们的人文素养，提升了我们的跨文化交流能力。

交流与学习：碰撞思想，崭露锋芒

在这个全球化的平台上，我们有机会与来自世界各地的专家、同行进行深度交流和学习。他们对医疗技术的热情、对科研的投入、对病患的关爱，都给我们留下了深刻的印象。我们也积极分享了自己的观点和经验，参与了多次深度的学术讨论。这种互动的学习过程，让我们受益匪浅。

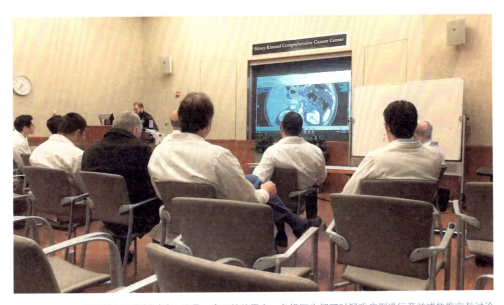

每日清晨的病例讨论。这是一个开放的平台，各级医生都可对疑难病例进行开放式的发言与讨论

　　在交流学习的过程中，我们深刻地感受到了美国的学术氛围。他们鼓励开放性的讨论，尊重每一个声音。无论资历的高低，只要是有利于患者的观点都会被采纳。这种平等、开放的学术氛围和对每个人文化背景的尊重，无疑为我们提供了一种全新的学习和交流的方式。

手术室里：精益求精，追求卓越

　　在约翰·霍普金斯医院的手术室中，我们亲眼见证了他们的专业技术和敬业精神。每一次手术都是一场生死的角逐，每一次手术都是一次医者仁心的考验。他们的精细操作、他们对生命的尊重，都给我们留下了深刻的印象。

　　在手术室中，我们学习到的不仅仅是技术，更是一种态度，一种对医疗事业的敬畏。对每一步操作的精确把控、对每一次手术的严谨态度，都体现了他们对医学的专业热情和对生命的深深敬畏。这些经验和精神将成为我们今后职业生涯的重要指引。

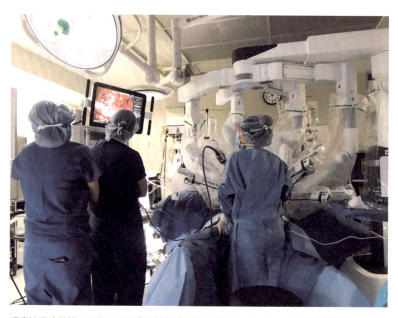

观摩达芬奇机器人手术，近距离接触先进的技术理念和崇高的职业精神

知识的启示：开阔眼界，专业精进

在约翰·霍普金斯医院的 3 个月里，我们深刻体会到，成为优秀的医生不仅需要深厚的医学知识，而且更需要一种全球化的视野和积极开放的心态。通过与世界级的医疗专家深度交流，我们认识到，只有打破地域限制，融入全球的学术交流中，才能真正实现与世界同行，才能提供最新、最高效的医疗服务。

归途：借鉴与创新，建设未来

感谢浙大一院提供的宝贵机会，让我们可以前往美国约翰·霍普金斯医院交流学习。这次交流学习不仅拓宽了我们的专业视野，而且让我们深刻体验到了跨文化交流的魅力。我们将把在约翰·霍普金斯医院学习到的知识、技术和理念融入日常工作，更好地服务我们的病患。我们也坚信只有融入全球的学术交流，接纳多元文化的碰撞，持续在医疗工作中坚持实事求是，才能为患者提供最好的服务。

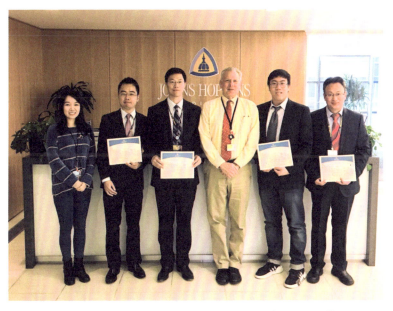

圆满完成学习任务，获得培训证书

进修助成长，愿作桥梁促合作
——韩国峨山医院所学所感

肝胆胰外科　张岳林

2019 年 11 月初，我有幸来到了韩国首尔峨山医院（Asan Medical Center，AMC）进修学习。首尔峨山医院成立于 1989 年 6 月，在短短 30 年的发展历程中，已发展为在韩国医疗、教学、科研等各领域拥有最高水平的医院。目前，这所医院是韩国峨山社会福利财团下属 8 个医院的总院、众多合作医院的中心医院，拥有 2700 张床位、7900 多名工作人员。首尔峨山医院目前是韩国最大的医院，拥有韩国最高的医疗水平和尖端的医疗设备，引领着韩国医疗事业的发展。

初来乍到，结识良师益友

我从事放射介入专业的工作，前往峨山医院放射介入中心跟随申知勋（Ji Hoon Shin）教授和成圭宝（Kyu-Bo Sung）教授学习，申教授是科室负责人，也是世界知名的介入放射学家，曾获得韩国科学技术委员会杰出学者奖，在国际期刊上发表论

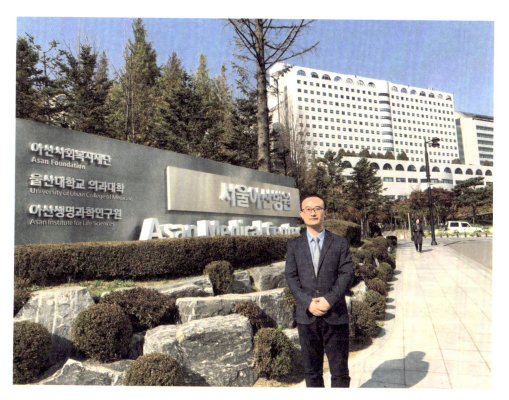

张岳林在峨山医院

文近 300 篇，担任 10 余家专业杂志和机构的审稿人和编审委员。申教授很认真地向我介绍了科室的基本情况，介入中心拥有 9 个手术室，其中神经介入 2 个房间、综合介入 7 个房间。人员配备包括 11 名教授、16 名技师、22 名注册护师、11 名护师助理。介入手术涵盖神经介入、肿瘤介入、外周血管与主动脉介入、穿刺活检、妇科介入、胆道介入、胃肠泌尿介入等。每年实施约 3 万例介入手术，其中肝动脉化疗栓塞术（transcatheter arterial chemoembolization，TACE）的手术量达 5000 余例。申教授除负责临床工作外，还有授课及科研工作，每年会撰写很多国际一流的学术论文。进修期间，申教授每天都会用英语给我介绍病例的特点和治疗情况，并耐心地解答我的疑问。申教授的手术手法很熟练，术中他会与我简单交流，告诉我为什么这样做及需要注意的事项等，这让我受益匪浅。

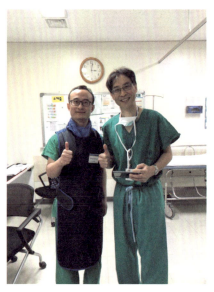

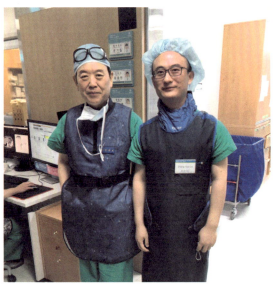

张岳林与申知勋教授手术后合影　　　　张岳林与成圭宝教授合影

守护生命，贵在尊重与人文关怀

在峨山医院短短的 7 个月里，我不仅学到了国际领先的很多专业知识，而且交到了很好的异国朋友。

首先，良好的工作和学习氛围。介入中心电脑配置较多，平均每个医生 1 台电脑，且每台电脑都与医院的图书馆网站连接，随时可以连接到英文医学专业网站查找最先进的医学论文。手术记录大部分用英语，有时混合用韩语，但很少，所以他们的英文水平都很高，也得益于韩国医学生的课本都是英文原版教材。韩国医护人员对我特别友好，如果有些很关键的专业问题，难以听懂，他们还会耐心地将关键词写在本子上，方便我查阅，或者画图讲解，以帮助我理解。他们在我的学习中给予了很多帮助，让我非常感动。另外，介入中心还会不定期开展小型研讨会，了解最新的医学动态及治疗方案，我积极参加并做了题为"碘 125 粒子治疗恶性肿瘤"的会议报告，听取了很多宝贵意见，也学到了很多新知识。

其次，注重细节，严谨追求。成圭宝教授是科室前负责人、资深介入放射学家。成教授专业知识渊博，他言传身教，让我印象深刻。成教授对每位学生都非常认真负责，耐心解答学生的问题，还会随时打开个人专用电脑找到相关问题的PPT，和学生进行更深入的交流和探讨，直至学生完全明白为止。平时，成教授也会提一些手术相关的问题作为随堂测试，这样他能更加准确地判断学生对知识掌握的熟练程度并发现短板，可以更加有针对性地给予解答、指导来提升学生的学习能力。术前，成教授会精确评估每位患者的影像和实验室检查，认真研究每一个细节，真正做到从每位患者具体的手术要求出发；术中，通过不断优化手术细节来尽可能减少术中并发症的发生。年轻医生术中遇到问题都会及时请教前辈医生，前辈医生也都认真、耐心、负责地予以指导，直至手术结束，以保障手术安全进行。成教授严谨、求是的工作作风深深影响了我，让我受益无穷。

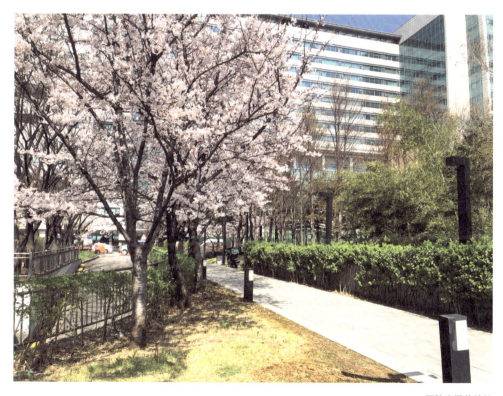

医院内樱花绽放

最后，良好的就医和工作环境。医院整体设置非常现代化，地下一层有餐厅、购物超市、面包店、化妆品店，同时有足疗室、电影院、练歌房、健身房、游泳池，可供医护人员及患者家属消费娱乐。同时，医院又像公园，注重绿化，很多患者在治疗之余还可以在其中休闲地散步、休息。患者身心愉悦，对疾病的恢复是有积极作用的。门诊和病房里的工作节奏虽然也很紧张，但是气氛是安静、有序的。

为期7个月的海外访学已结束，回首往事，历历在目。在那里，我深深体会到了学习对于医生成长的重要性，患者就是你最好的老师之一，只有不断努力地学习，你才能真正帮到更多的患者。感谢医院及科室领导提供的这次学习机会，也感谢国内外诸多友人的默默关心与支持！我希望将来能够起到桥梁作用，为推动浙大一院与峨山医院开展多维度交流合作做出积极的贡献。

提升早癌诊治水平，锻造优秀早癌团队
——日本静冈癌症中心学习收获

消化内科、病理科　张雪群　文　雪

食管癌、胃癌及结直肠癌等消化道恶性肿瘤在我国高发，发病率和死亡率均位居世界前列，严重危害人民的生命健康。为提高患者生存率和生存质量，有效筛查及早诊早治是关键。国家卫生健康委员会在"健康中国"的战略方针下，将早诊早治作为癌症防治行动的主要内容之一。"发现一例早癌，拯救一条生命，幸福一个家庭。"提高消化道早癌的诊治水平也成为每位消化内镜医生的努力方向。

2019 年 11 月，我们有幸成为国家卫生健康委员会组织的中日消化内镜临床诊疗与病理联合培训项目第七期的学员，赴日本静冈癌症中心参加为期 1 个月的进修学习。

从心出发为患者，走进静冈癌症中心

11 月，在漫山遍野红色枫叶的映衬下，雄伟的富士山也增添了不少秋天童话的斑斓色彩。在富士山脚下的静冈县，有一

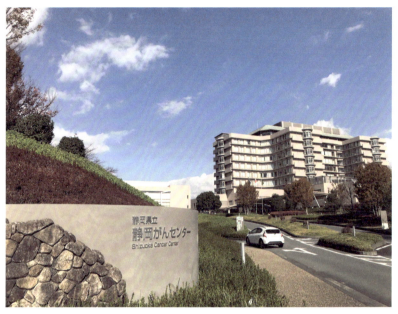

静冈癌症中心外观

家日本新式、顶尖的癌症治疗中心——静冈癌症中心。

　　静冈癌症中心于 1995 年开始筹备，2002 年正式开业。现有床位 615 张（单间床位 305 张，占比约 50%），诊疗科室 37 个，职员约 2180 名，其中医生 230 名、护士 748 名、药师 51 名、检验师 51 名和影像技师 52 名等（以上为截至 2020 年 4 月 1 日的数据）。

　　静冈癌症中心的院徽是绿底白字的一个汉字"心"。"心"形院徽在静冈癌症中心的门诊和住院部大楼内不仅高高悬挂着，而且深入医护人员的内心。"重视患者（及其家人）的想法"是静冈癌症中心的基本理念。"善巧地进行癌症治疗"和"彻底支持患者及家属"是静冈癌症中心对患者及其家属的承诺。

　　缓和治疗部是静冈癌症中心的一大特色服务。该治疗部拥有两个病区，共 50 张床位，均有单人病房，是日本规模最大的缓和治疗病房。在这里，每个患者都能享受到"多专业团队医疗"——由癌症医师、心理治疗师、精神科医师、药剂师、营养师、专业护士、康复师、口腔医师等多人组成的团队服务。优美的环境和温馨的服务，将伴随着他们从容、自然、少痛苦地走完人生的最后阶段。

　　我们到达日本的第一站是东京。在东京，来自全国各家医院的第七期学员们进行了为期 2 天的集体研修。给我们授课的有顺天堂大学医学院病理科主任八尾隆史、顺天堂大学医学部消化器内镜科教授坂本直人、癌研有明医院消化器内科部长藤崎顺子等，他们都是消化道早癌方面的专家，给我们带来了干货满满的学习内容。集体研修结束后，学员们分头赶往各家合作医院研修。

　　在东京前往静冈的火车上，我们第一次遇见安达勇教授，这是一位 80 岁左右的老人，穿着正装，精神十足，还能讲一口流利的中文。通过交流，我们了解到安达勇教授小时候在北京生活，就读于北京八一小学。长大后子承父业，成为一名医生。1985 年起，他担任了日中医学协会常务理事，还参与实施由日本财团资助的"中国医学研究者奖学金制度"，培养了 2000 多名中国医学人员。2008 年，他担任日中医学协会理事长以后，促成了很多中国医生到日本研修，

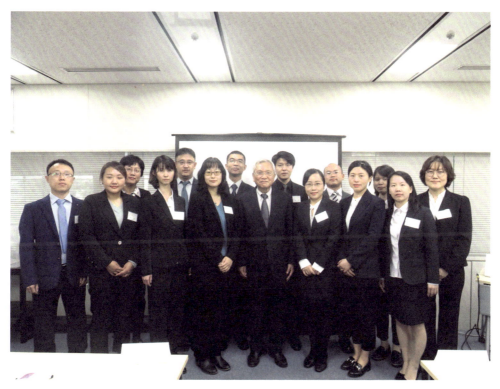

中日消化内镜临床诊疗与病理联合培训项目第七期全体学员合影

127

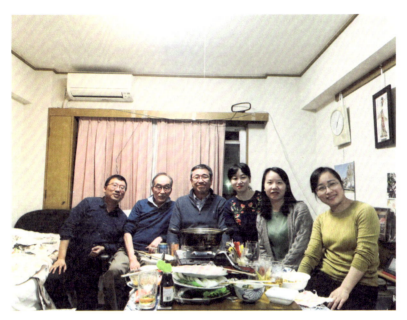

安达勇教授邀请静冈癌症中心进修的中国医生一起吃火锅

为中日医疗交流奉献了自己的毕生精力。

安达勇教授也是静冈癌症中心日本缓和治疗学会的理事长，是我在静冈癌症中心的指导老师之一。在之后进修的一个月里，安达勇教授每周都会让我们去他的办公室，谈谈过去一周的进修心得。他还曾邀请同期在静冈癌症中心进修的所有中国医生去他的寝室吃火锅。安达勇教授平易近人的性格、无私敬业的精神，以及对中日交流所做出的努力深深影响着我。

内镜医生与病理医生紧密合作

消化道早癌的诊断需要内镜医生与病理医生紧密合作，这也是我们此次进修最主要的目的。我们的内镜指导老师是小野裕之教授，病理指导老师是著名消化病理学专家下田教授。小野裕之教授是静冈癌症中心副院长、内视镜科主任，是消化道早癌内镜黏膜下剥离术（endoscopic submucosal dissection，ESD）领域的先驱人物，他还是 ESD 手术器械末端绝缘手术刀（insulated-tip diathermic knife，也叫IT刀）的发明人。IT刀刀头圆润，可以确保手术过程中不会对胃壁造成伤害。小野裕之教授对IT刀运用自如，精准度极高。

　　静冈癌症中心内视镜科在食管、胃、结肠早癌的诊断和治疗方面具有丰富的经验。内视镜科内部又划分了上消化道组、下消化道组和胆胰组三个亚专科。内视镜科的医生具有很强的专业能力，在早癌的诊断和治疗上很有经验，同时他们的敬业精神也令我印象深刻。对每一例早癌病例，他们先用白光内镜观察，再用染色内镜观察，最后用放大内镜观察。ESD术后会将每一张病理切片和内镜图片一一对应，形成病理复原图。因此，日本的内镜医生都是半个甚至一个病理医生，他们对解剖和病理知识融会贯通。他们还经常在下班后查阅文献，总结病例到深夜，第二天又早早地来到医院参加文献交流学习和病例分享。

　　进修期间，我们相互学习了消化内镜及病理科的相关知识：如何更加规范地进行常规胃镜、肠镜检查，在胃镜检查前去泡剂和去黏液剂的使用有助于获得更好的内镜视野，胃肠镜的检查要尽可能避免盲区；运用放大胃镜和染色内镜进行胃早癌诊断的原则，如何观察病灶的边界、表面结构及微血管；如何运用日

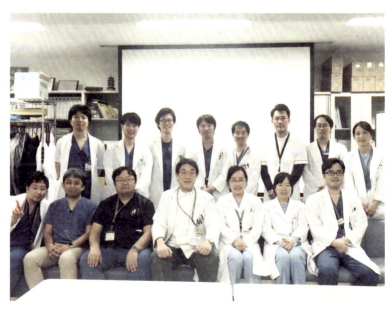

张雪群、文雪与静冈癌症中心内视镜科全体医生合影

本 NBI 专家团队（the Japanese NBI expert team，JNET）分型和腺管开口形态（pit pattern）分型来诊断结肠早癌及判断浸润深度；如何更加规范地进行消化道早癌的内镜下治疗；日本消化道上皮内肿瘤的病理诊断规范，中西方消化道早癌的病理诊断差异；消化科医师与病理科医师如何沟通与合作等。

一个月很快就过去了。临行前，内视镜科和病理科的全体医生与我们合影留念，大家还一起聚餐，为我们送行。这段进修经历，为我们学习消化道早癌诊治打下了坚实的基础。

引领创新，着力转化

——美国威斯塔研究所访学随感

传染病重症诊治全国重点实验室　王英杰

2019 年 11 月底，在医院的支持下，我来到美国费城威斯塔研究所（The Wistar Institute），开启了为期 3 个月的合作研究。

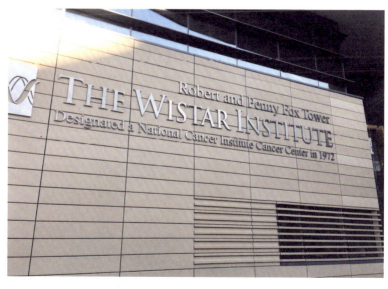

威斯塔研究所正大门外景

131

研究所小而精，顶级人才汇聚于此

威斯塔研究所成立于 1892 年，是美国第一家独立的非营利性生物医学研究所，于 1972 年被美国国家癌症研究所（The National Cancer Institute，NCI）指定为国立癌症中心，在肿瘤研究和疫苗开发方面处于国际领先水平。然而，这么一个久负盛名的研究所却仅有 30 余个项目负责人（principal investigator，PI）实验室，主要集中在基因表达调控、分子与细胞肿瘤学、免疫学这 3 个研究方向。我的研修合作者米哈·贺林（Meenhard Herlyn）教授任威斯塔研究所黑色素瘤研究所所长，是黑色素瘤和肿瘤干细胞领域国际知名的专家，已在《细胞》（Cell）、《自然》（Nature）等期刊上发表论文 500 余篇。

以贺林教授实验室为例，在威斯塔研究所近 50 年的职业生涯中，他实验室的人数始终在 7 ～ 20 人之间波动，一般由助理 PI、博士后、博士研究生、本科生、技术员等组成。他的实验室成员很多都有一些特别拿手的实验技能，可谓精兵强将，连技术员也能单独设计实验和撰写论文。每周实验室组会由 1 ～ 2 名成员做阶段性研究进展汇报，另一人做文献点评（journal club）。贺林教授有时还会邀请他在威斯塔研究所和宾州大学（UPenn）医学院的合作 PI 参加组会，研讨氛围通常都很活跃，大家各抒己见，有时会有比较激烈的争论，但都是对事不对人。PI 在这样的争论中也并非总是胜方，打赌输了的话就请大家吃零食。

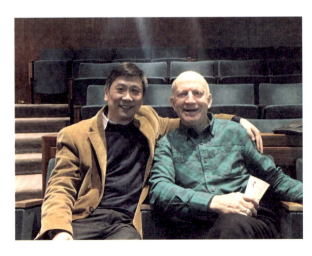

王英杰与贺林教授合影

　　贺林教授因为年事已高，对实验室的管理比年轻时粗放了许多，但他把每位实验室成员和访问/合作人员都记录了下来，每年圣诞前夕都会给大家电子邮件群发一封贺林实验室年报（Herlyn Lab Letter），详细介绍当年实验室在课题研究、论文发表、基金申请、人员变动等方面的情况，也会讲一下实验室聚会或个人度假、保健等方面的信息。这既像一份年终总结报告，又像一封饱含亲情的家书，读来令人感叹。贺林教授以这种独特的方式和全球数以百计的贺林实验室大家庭成员保持着联系。我每年都期盼着收到这封电子邮件。

竞争环境基金为王，喜忧参半

　　威斯塔研究所的 PI 在所内外的项目合作都很广泛，只要发现有资源和信息上的互补，可以很快启动合作。贺林实验室的肿瘤细胞系和患者来源的异种移植模型（patient-derived xenografts，PDX）小鼠支持了美国境内大量的合作研究，使相关资源得到了充分利用。威斯塔研究所对于这类实验材料的跨国运输有十分严格的审批流程。贺林教授虽然很乐意我把一些耐药的黑色素瘤细胞系寄回国内，但最终因没能通过研究所审批，我只得作罢。

　　在访学期间，我有机会旁听了 2 场年轻学者来应聘研究所预聘–长聘制（tenure track）助理教授的招聘会，大致了解了获得终身教职（tenure）的相关流程。预聘–长聘制助理教授在威斯塔研究所创建自己的实验室大约 5 年后，一般会进入终身教职评审阶段。评审委员会邀请美国境内外候选人研究领域内的 10 名已获得终身教职的同行对申请材料进行评审。评审注重研究方向和研究内容本身，是否在某一领域有持续的深耕，是否取得了突破性进展，是否解决了长期难题和瓶颈问题，是否产生了相当的学术影响力。获得美国国立卫生研究院（National Institutes of Health，NIH）等基金资助是通过评审的一个重要条件，虽然这不是成文的规定，但获得终身教职至少需要拿到 1 个 RO1 研究基金（Research Project Grant）。

　　研究所内 PI 的科研选题理论上是完全自由的，但在实操层面很大程度上还

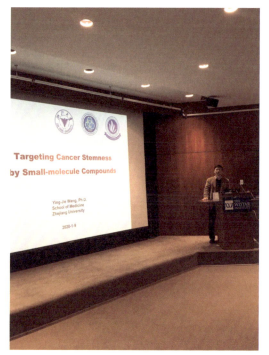

王英杰受邀在威斯塔研究所做学术报告

是受制于能否持续获得基金支持，而热点研究相对容易获得 NIH 资助，太新颖超前的研究只能靠其他资助来源。像贺林教授这样能持续拿到多个 NIH 基金包括多个 PO1（Program Project Grant，属于群体攻关项目）大项目的专家，在研究所内部的重大事务和人事决策中就会有较大的话语权。

然而，这种过分倚重基金获取能力的评价政策对刚起步的年轻 PI 相当不利，因为他们在和高年资 PI 的基金申请竞争中明显处于劣势，所以需要有更多向年轻 PI 倾斜的支持政策出来，才能更好地吸引和留住年轻人才。

注重实验支持体系，力推科技成果产业化

威斯塔研究所是以宾州大学医学院的解剖学教授卡斯帕·威斯塔（Caspar Wistar）命名的。该所首届学术委员会主任亨利·唐纳森（Herry Donaldson）为了给神经生长发育研究提供可靠的大鼠，从 1906 年开始对白化大鼠进行标准化

的繁育。唐纳森及其助手从 1909 年开始近交培育白化大鼠，逐渐培育出了现今的 PA 系和 BN 系近交大鼠；另一群远交大鼠即广为人知的 Wistar 大鼠在 1911 年左右就培育成功了。从 1918 年起，其他外来血缘的大鼠与 Wistar 大鼠杂交，最终培育出包括 SD（Sprague Dawley）大鼠、Lewis 大鼠、Long-Evans 大鼠等在内的其他大鼠品种或品系。

威斯塔研究所不但利用大鼠开展科学研究，而且对外提供销售服务。1939—1957 年，研究所内部平均每年使用近 7000 只大鼠，而对外向 50 家大学或研究所供应近 3 万只大鼠，到 1960 年将所有种群及经销权转让给了一家商业公司。

研究所内的实验技术平台高度共享，大型仪器都配备了专职技术人员进行技术服务和支持，当然是需要预约和内部收费的。研究所十分重视科研成果的产业化，作为科研成果的主要发明人，许多 PI 通过技术转让等方式为研究所和科研团队带来了持续的经济收益，形成了科研和产业相互促进的良性循环。

科研探索，步履不歇
——美国科罗拉多大学安舒茨医学院学习感想

传染病重症诊治全国重点实验室　楼国华

在美国科罗拉多大学（University of Colorado，UC）的博士后生活过得漫长却也飞快。求学之路的艰辛让我犹如在漫漫长夜中苦苦摸索，而当你进入角色享受科研时，求学生活却又是快乐而短暂的。在科罗拉多大学两年的学习生活给我留下了太多美好的回忆，我也从中收获不少成果，积累了不少经验。

此行之前，攻读博士学位期间我也曾多次赴美参加肝病年会和肿瘤年会，但是要真正前往美国进行长达2年学习的时候，我却不禁忐忑起来。记得在拿到签证的那一刻我整个人是迷茫的，对于即将到来的求学生活也是充满不安的。好在医院国际交流部给予我帮助和建议，多少让我增添了一些底气去面对一个陌生的国度。

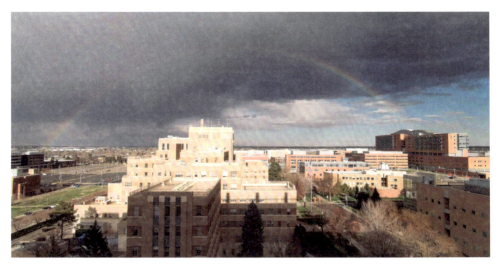

美国科罗拉多大学校园全景

配套齐全，管理规范

美国的实验室给我的第一印象是管理规范。例如，首先，新人刚入实验室，会被要求递交一份今后可能涉及实验的调查报告，学校会根据参与实验的风险进行相关的安全培训及预防性疫苗的接种。针对动物实验，在学校内部网上有各种技能培训的视频，用户可以根据需要选择性地进行线上学习，在完成线上理论考核后还可预约线下的实操培训。只有完成相应的技能学习并获得足够学分后才能被授予权限开展相对应的实验，这些举措对加快新人完成培训进入实验室给予了很大的助力。其次，很多申请，包括个人保险申请、实验设备预约、实验场地预约、试剂订购及实验室会议召开等都是通过电脑在网上进行。这些电子化的服务不仅节省了时间，还提高了公共资源的利用效率。再者，实验室的装修设计也比较人性化，例如实验室内都有接入的二氧化碳、可燃气体、负压真空等管路，也有走入式的 4 度冷库，使得各课题组无须购买如二氧化碳气瓶、燃气喷灯、真空泵、冰箱等小设备，在节省经费的同时也节省了实验室的空间。以上这些软硬件的匹配都极大地为科研工作的开展提供了便利，这也是我回国后值得与实验管理和规划领域的同事交流的经验。

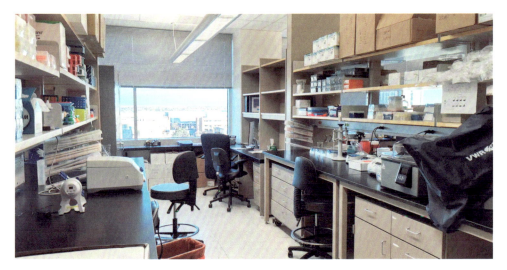

免疫与微生物实验室

工作严谨，生活洒脱

　　除了硬件和管理外，他们严谨的科研态度和较高的实验效率也是值得我们学习的。记得入实验室之初，系里的培训人员就要求每一名实验人员详细记录实验流程，包括使用的试剂货号、批号、实验开始时间、实验现象等。完成这些记录总是烦琐且枯燥的，但是效果也很显著。记得有一次做论文的修回工作，编辑只给 2 个月，但是诱导敲除的转基因鼠繁殖又很困难，从母鼠受孕到生产再加上 2～3 周的生长时间，基本需要 2 个月左右。可以说留给补做实验的时间非常有限，首次实验中还发生了意外，一大批实验鼠死亡，导致实验提前中止。幸亏有完整而翔实的实验记录，我们很快发现是感染病毒的滴度出现问题，从而导致感染后的小鼠因虚弱而停止进食引起死亡。于是在第二次实验中，我们吸取教训，控制好病毒载量并全程给予小鼠足够的营养支持和温度控制，使实验得以顺利完成。此外，除了详实记录外，他们还提倡在实验开展前填写实验的日程安排，从而可以在同一时间段内完成多个课题，极大地提高了实验效率。

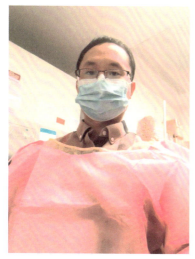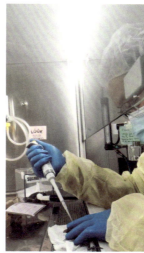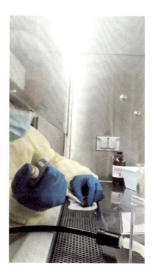

楼国华访学时做感染动物实验

　　实验室人员在工作的同时也不忘享受生活，他们不提倡一味地高强度投入实验工作，在周末或者实验的某个空档会组织聚餐、户外露营等活动，从而保证实验人员能够拥有良好的精神状态去完成科研工作，并且短暂的放松还会给人带来新的灵感，进一步推动科研工作的进展。这些都是我在国外学习中切身感受的经历。

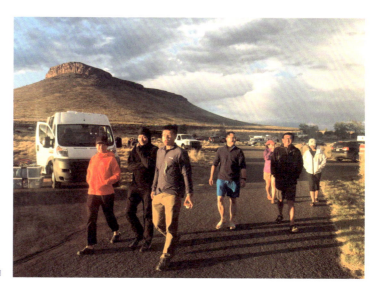

楼国华参加实验室户外活动

交流互鉴，成果颇丰

我虽然独自一人在国外求学，但是医院和学校始终都在关注我的生活与学习，不定期地给予我疫情防控相关的指导，这给了我很大的鼓舞。可以说，到国外求学的这段经历对我回国后的工作影响是巨大的。通过近两年的学习，我熟悉并掌握了 T 细胞免疫的理论知识以及相关的实验方法，并且对实验设计有了很大的心得，同时也收获了不少成果，如共同第一作者发表和修回各 1 篇（期刊《自然·免疫学》）、1 篇在投期刊《科学·免疫》，而这些收获也促成我获批 1 项国家自然科学基金面上项目。回国后，我也目睹了这两年医院开展国际交流收获的成果，如崭新的实验室以及配套设施、共享的大仪器实验平台等。然而，在这之中我也发现了一些不足。首先，大仪器实验平台的人员支撑还不够，虽然配备了相应的维护人员，但是相对专业的操作人员仍较为欠缺。其次，医院和学校虽然有了设施齐全的动物房，但是对转基因动物的管理还有待改进。例如，对于我院各个课题组转基因动物的统计和共享支撑工作不足，不少团队因为不了解彼此团队的转基因鼠品系，花费大量经费购买重复品系。最后，对于动物实验的技能培训支撑不够。我想是否可以借鉴国外经验建立专门的实验技能在线培训系统，这样既能培训学生，又能规范化实验操作。

总之，这次国际交流对我来说有艰辛但是更多的是收获，我很感谢医院对我赴美学习给予的各种支持，也希望学成回来，能够为医院的科研工作做出一份贡献。在此，我也希望医院的各位老师、学弟、学妹踊跃参与国际交流项目，因为通过交流我们才能更好地了解别人的长处，发现自己的不足，学成后才能为我们医院的科研工作提供更多的助力。

疫情下的访学，遗憾与收获并存

——加拿大麦吉尔大学访学经历

感染病科　彭晓荣

我于 2018 年 10 月初计划前往加拿大麦吉尔大学（McGill University）让 – 皮埃尔 – 鲁蒂（Jean Pierre Routy）教授实验室访学 1 年。通过申请国家留学基金管理委员会的公派出国项目，参加各种英语考试，我的加拿大访学之旅终于在 2020 年 1 月正式成行。访学期间，在麦吉尔大学经历了新冠肺炎疫情，最终，我于 2020 年 12 月回国。

当访学遇上疫情暴发

2020 年 1 月初，我到达加拿大蒙特利尔。整个城市冰天雪地，让我这个在南方长大的孩子对这块土地充满了新鲜感，憧憬着开启不一样的一年。然而，2 月，加拿大出现新冠病毒肺炎确诊病例，病毒逐渐扩散开来，病例数不断上升。3 月中旬，我们开始戴口罩，做好保持社交距离等防疫措施。3 月底，实验室暂时关闭，大部分工作转为线上。疫情高峰期后，实验室内仍然限定人数线下工作，大部分的交流仍然采取线上形式。这就是疫情下的访学生活。时至今日回忆起两年前的这段学习之旅，我仍然感触颇多，有遗憾、有思考，更多的是收获。

科研生活，得失兼备

我这次出国访学最重要的目标是提升自己的科研能力，产出高影响力的论文成果。一年的访学时间毕竟有限，再加上身处陌生的国度，突然间受到新冠肺炎疫情的冲击，实验工作不得不按下暂停键，我感受到了内心的不安和焦虑。在居家办公的日子里，我逐渐让自己适应居家办公的工作节奏，一边开展线上工作，一边调整心态，使自己又重新忙碌起来。

我重新梳理了自己攻读博士学位期间以及博士研究生毕业后积累的实验数据，重新投稿，发表了几篇小文章。同时在鲁蒂（Routy）教授的指导下针对新冠病毒肺炎患者 CD4+T 细胞下降的问题，结合自己在人类免疫缺陷病毒（HIV）方面的经验，写了篇综述，探讨了 CD4+T 细胞下降的可能机制，以及 HIV 病毒储存库序列多样性形成的可能机制。

在隔空交流中，想法的碰撞是很有趣的。我主要想做的研究方向是 HIV 感染者不同器官病毒储存库序列的多样性。由于之前的文献报道中，脾脏的 HIV 储存库通常在单核巨噬细胞中，可能与外周血的 CD4+T 细胞中的序列有一定的区别。鲁蒂教授提到如果有更好的方法来区分这两种细胞中的病毒序列，那么这个意义会更大。我顺着这个思路，想到用机器学习的方法来做。后来，源于这个想法而做的课题获得了国家自然科学基金的资助。

现在来看，如果唯结果论，那段时光还是有一定的成果，尽管和自己最初的预期还是有很大的差距，但是在这过程中学到的东西才是真正的收获。过程也许美好，也许令人失望，其实也没有那么重要。

静下心来，把自己的东西做好，加强合作，增进交流。

疫情期间无法现场开会，只能线上交流，这也是一段新奇的经历。会议从线

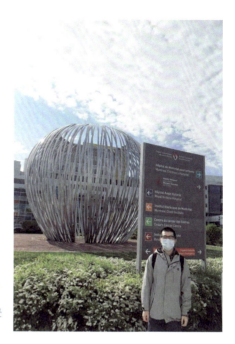

访学结束，彭晓荣在麦吉尔大学健康中心前的拥抱（Havre）雕塑前留影。雕塑外形像一个"雕塑的怀抱"，它欢迎患者、参观者、员工和行人通过三道"门"进入该艺术品内，感受它所带来的"生命气息"

下变为线上，但大家参与的热情不变。

2020年10月，我参加了线上举办的CanCURE（能治愈）会议。该会议是一批在HIV治愈领域的科学家自发组织的会议，每年举办1次，主要是总结自己的工作并做成海报进行展示。参会的专家们对展示的海报一一点评并交流，我充分感受到他们对学术的热爱和对工作的真诚。线上会议的氛围轻松而热烈，那些平素在文献中出现的名字，在会上都一一对上了号。他们与许多专业领域内的后起之秀交流各自的工作成果和研究思路，极大地鼓舞了年轻的科研工作者，让年轻一代收获了学术上的自信。

2020年底，访学结束。我回到国内，走在熙熙攘攘的人群中，耳边传来熟悉的语言，看到各种美食，感觉十分亲切。2023年5月初，世界卫生组织（WHO）正式宣布结束新冠全球紧急状态，世界逐步回归到原来的轨道。如果有机会，我愿再踏上那片冰雪覆盖的土地，带着不变的初心，再次出发。

访学多伦多，迎接新挑战
——加拿大多伦多大学研修点滴

口腔科 朱丽琴

2020 年是令人难忘的一年！突如其来的新冠肺炎疫情肆虐全球，商店关门、航班停飞，人人胆战心惊、惶恐不安。2020年对我来说更是极具挑战的一年，因为我只身前往多伦多大学（University of Toronto）进行为期 1 年的博士后研究。时隔 3 年，再次提起这段留学时光，往事如潮水般涌上心头。

我眼中的多伦多大学和牙医学院

多伦多大学位于加拿大安大略省多伦多市，是加拿大规模最大且最有影响力的公立大学。多伦多大学共有 3 个校区，圣乔治校区、士嘉堡校区和密西沙加校区，其中主校区圣乔治校区位于多伦多繁华、热闹的市中心，校园环绕安大略省政府和皇后公园。学校闹中取静，都市的喧嚣反而衬托出校园的宁静与典雅。走在校园里既能感受到浓厚的文化底蕴，又能欣赏到优美如画的风景，使人心旷神怡。虽受新冠肺炎疫情的影响，校园有些许冷清，但依然能看到草坪上享受日光浴的人群和同学们在运动场上尽情挥洒汗水的矫健身影、绿荫道下长廊上静静看书学习的学生。

　　我所访问的多伦多大学牙医学院建于19世纪，是北美最早的牙医学院之一。牙医学院位于多伦多大学主校区南面，毗邻中国城。我在闲暇时会徒步去中国城，那里亲切的华人面孔和熟悉的食物宽慰了我在访学期间的思乡之情。多伦多大学牙医学院与中国口腔医学的发展有着深厚的历史渊源。中国的口腔医学创始人、现代牙医学之父是来自多伦多大学的爱西理·W. 林则（Ashley W. Lindsay）博士，其与多伦多大学校友于1907年在成都建立了华西协合大学牙学院，成为中国第一个牙学院，后改名为华西口腔医学院，被誉为中国现代口腔医学高等教育的发源地。多伦多大学牙医学院学术氛围浓厚，拥有来自世界各地的知名学者和专家，其中不乏在世界牙科界有相当高影响力的学者，比如乔治·扎布博士（Dr. George Zarb）。他是一位举世闻名的口腔修复学教授，他提出的种植骨密度四级分类法一直沿用至今。能在多伦多大学牙医学院这样的顶尖牙医学院接受熏陶、学习，是我的荣幸。

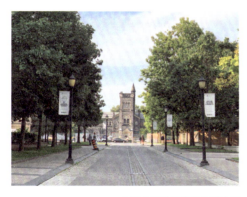

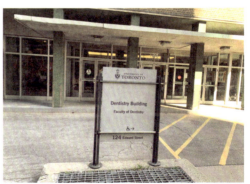

宁静典雅的多伦多大学校园　　　　　　　　　　　　　　多伦多大学牙医学院

疫情下的学习之旅

赴海外高等学府继续学习深造是我的梦想。在浙大和浙大一院领导的支持与帮助下，我如愿以偿。我早早办好签证、安排好工作和生活，期盼着2020年的到来。

然而，2020年新年钟声敲响，全国人民并没有像往年一样沉浸在迎新的喜悦之中。受到新冠肺炎疫情的影响，大家不能走亲访友，不能相聚问候，个个惴惴不安。我更是紧张无比，既担心不能如期赴学，又害怕疫情肆虐，前途未卜。幸亏有医院领导和导师做我坚强的后盾，我顺利踏上了远赴多伦多的求学之路。

兴致勃勃地前往学校报到、安顿好住宿后，我很快便融入甘斯教授团队开始学习，做研究。谈起国外大学的治学作风，人们大多用"严谨"二字来形容，多伦多大学牙医学院也不例外。让我感触最深的是动物实验的准入培训过程。培训包括理论和操作两部分，学员考核通过才能获批进入实验室开展动物实验。本以为这是一次"走过场"的培训，没想到是动物房专职带教老师根据我们的实验设计，就我们的动物模型一丝不苟地进行手术示教，然后我们每人在老师的指导下进行实操练习。我们可以反复预约指导老师进行实操练习，1周甚至1个月都可以，直到熟练掌握动物造模技术后再提出考核申请。本着早些进入实验阶段的想法，

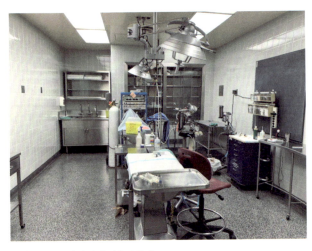

整洁干净、设备齐全的动物实验室

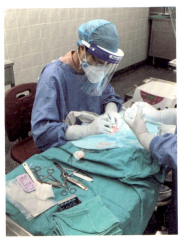

朱丽琴在做动物手术

我练习了一次就申请考核。然而，考核结果却给我当头一棒，关爱动物不达标，就连我信心满满的无菌操作也没有过关。没想到这个考核是"动真格"的，老师很严厉、很严谨，让我无地自容。这次"挫折"让我深刻体会到了这所牙医学院的治学作风，认识到做学问一定要脚踏实地、求真务实，要谨记"差之毫厘，谬以千里"的道理。

随着新冠肺炎疫情在全球蔓延，多伦多也未能幸免。疫情让我见识了多伦多大学在处理危机时的强大应变能力。校园实时更新学校管理层的防疫政策和举措，能让居家办公和上网课的学生及教职员工掌握最新的疫情变化和防疫动态。未知才会引起恐慌，正因有详细的官方信息来源，我们才可以安心地隔离在家，踏实地工作学习。学校根据"人与人一米距离交往"的防控原则，很快建立了网上预约系统。根据预约系统，我们可以错峰安排去养细胞、照料实验动物、借还图书等，虽然放慢了脚步，但是工作学习依然有条不紊地进行着。经历短暂的居家隔离后，返校时，我惊叹于学校里关于疫情防控的提醒标识。标识不仅仅局限于"戴口罩，一米距离交往"这样的提醒，更是细化到来往通道的箭头标识，这也就意味着大家不能像往常一样随心所欲地行走在通道中间，而是必须按着箭头指示的

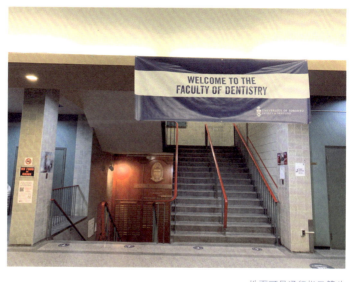

地面可见通行指示箭头

方向靠左走或靠右走。办公室、厕所等独立空间门口也挂上了标牌，上面写着该空间最多容纳的人数。种种暖心的举措，减弱了疫情带给我们的猝不及防的变化和震荡。

虽然疫情给我的留学生活带来了很多挑战，但其间我也感受到了温暖。领导们时刻关注我们的健康状况，浙大口腔医学院更是为远在异国的我们寄来了很多防疫物品；家人、朋友通过越洋电话嘘寒问暖，牵挂着远在异国的我。此外，温暖更来自祖国，不仅为我们发放健康包，还在机票最紧缺的时候提供包机服务！所有的这一切，让我感动至今！

医者仁心，科学启航

——美国耶鲁大学学术之旅

内分泌科　徐唯玮

　　受国家留学基金管理委员会资助，我于 2021 年 12 月赴美国耶鲁大学医学院内分泌科杰拉德·舒尔曼（Gerald Shulman）教授的实验室开展为期 2 年的代谢相关疾病的基础研究。

　　我的导师舒尔曼教授是耶鲁大学乔治·考吉尔（George R. Cowgill）医学和细胞与分子生理学教授、耶鲁大学糖尿病研究中心的联席主任，担任美国科学促进协会会员、美国生理学会首届会员，是美国国家医学科学院院士、美国艺术与科学院院士、美国国家科学院院士。他发明了全新的同位素标记液相色谱－质谱/质谱和肝脏组织亚细胞结构分离的方法，对人体细胞和转基因动物模型细胞内葡萄糖和脂肪代谢进行非侵入性检查，能够直接检测人体细胞内葡萄糖和脂代谢并动态观察细胞内代谢情况，改变了学界对非酒精性脂肪肝疾病、非酒精性脂肪肝以及 2 型糖尿病的原有理解。2018 年舒尔曼教授因其长期以来为糖尿病的认识、治疗及预防方面做出的杰出贡献而获得美国糖尿病年会最高奖——班廷科学贡献奖。

耶鲁大学和纽黑文市

经过 14 个小时的飞行，我来到了美国康涅狄格州的纽黑文市，开始了作为耶鲁医学院访问学者的生活。

耶鲁大学（Yale University）是一所世界著名的私立研究型大学，是美国第三古老的高等学府之一，是美国大学协会的创始院校之一，也是著名的常春藤盟校成员之一。学校位于康涅狄格州纽黑文市，校园内有 260 座建筑物，展示了各个历史时期的设计风格，形成了独特而迷人的景观。这座校园被誉为美国最美丽的城市校园之一，吸引了许多人前来参观和学习。学校提供丰富的学术资源和研究机会，学生们可以在这里接受高水平的教育，进行学术探索和创新研究。

纽黑文市是康涅狄格州的第二大城市，也是耶鲁大学的所在地，有一个别名"榆城"（Elm City），因为这里有很多榆树。耶鲁大学是纽黑文市的中心，学校的悠久历史贯穿整个城市，无论是在校园内还是在城市的其他角落，都可以感受到学校的影响及其历史底蕴。整个城市以耶鲁大学为中心，耶鲁大学和纽黑文市的居民之间有着紧密的联系和互动。

总的来说，耶鲁大学和纽黑文市相互依存，形成了一个独特的学术和社区生态系统。无论是学生还是居民，都能在这里体验到丰富的学术氛围，感受到历史文化的魅力。

校园初览

耶鲁大学校园有许多风格各异的建筑，展现了不同历史时期的设计风格，其中最著名的是 1917 年建造的哥特式建筑——哈克尼斯钟楼（Harkness Tower）。这座钟楼高达 66 米，是校园内的标志性建筑之一。每天中午 12：30 分和晚上6：00，钟楼会奏响悠扬的乐曲，中午持续半小时，晚上持续 1 小时。这些乐曲由学过管风琴的学生轮流上去演奏，为校园增添了宏伟的气势和艺术的氛围。

除了哈克尼斯钟楼，耶鲁大学校园还有其他值得参观的博物馆，如耶鲁英国

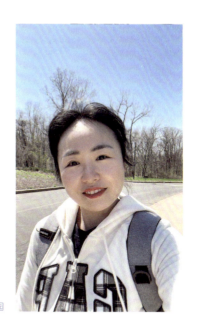

徐唯玮在耶鲁大学校园

艺术中心和耶鲁艺术博物馆。耶鲁英国艺术中心被称为美国收藏英国艺术品最多的博物馆，其中的所有藏品都由耶鲁校友捐赠而来。在这里，学生可以看到实物，并有老师做现场讲解。拥有这么多实物做参考，学生可以更加直观地理解教学内容，而老师也可以更加生动地进行教学。参观这些博物馆不仅能让学生领略艺术的魅力，还可以加深其对历史和文化的理解。校园内的建筑和博物馆为学生提供了丰富的学习资源和机会，让他们能够在艺术和人文领域有更深入的体验和探索。

初入舒尔曼实验室

我所在的实验室坐落于耶鲁大学医学院安联中心（The Anlyan Center）的二楼。第一天实验室主管马里奥（Mario）就向我介绍了实验室。实验室除了进行 Western Blot 和 PCR 这些常规的实验以外，还有一些与众不同的"杀手锏"。实验室擅长活体研究（如葡萄糖钳夹实验），先给大鼠和小鼠做颈（动）静脉置管手术，待手术恢复后将有同位素标记的分子静脉注射到实验动物体内，待各大代谢物达到稳态后取血，用质谱仪以及磁共振质谱仪进行代谢流分析，动态分析动物体内的代谢情况。

舒尔曼教授因工作繁忙，和我进行了线上的交流。舒尔曼教授很和善，他还询问我的生活情况以及研究兴趣。因为我之前没有什么基础实验的经历，他还嘱咐我要遵守耶鲁大学的实验室管理办法，完成动物和生物安全的基础训练，如果有什么不清楚的可以向马里奥求助，还贴心地安排了研究生特蕾西（Traci）带我进行一些基础实验的训练，之后再独立进行科学研究。

由于疫情影响，实验室不像之前那么繁忙，但还是有几位研究生、博士后和访问学者。他们非常勤奋和低调，一般都在自己的工位上忙个不停。他们告诉我，舒尔曼教授非常希望自己培养出来的学生、博士后以及访问学者能回到本国发展壮大他的学说。我告诉他们，我们浙大一院是一所实力雄厚的医院，尤其在代谢性肝病和肝移植方面有非常丰富的临床资源。他们听了都表示这些资源是美国不能想象的，如果能好好利用，那是再好不过的了。

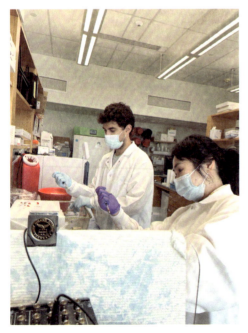

徐唯玮在实验室做大鼠高胰岛素正葡萄糖钳夹实验

第二天，我就联系了特蕾西。特蕾西向我介绍了她在研究的两个项目，都是关于线粒体代谢的。其中一个项目已经在《美国科学院院报》（*Proceedings of the National Academy of Sciences*，*PNAS*）上修回，另一个项目还没有成文。特蕾西不仅向我介绍项目本身，还跟我分享一些前置文献、立项依据等，这对培养我的科研思路大有裨益。在得知我之前没有相关实验基础后，特蕾西还发了一些实验室的操作步骤及应用的相关材料给我。我放弃了圣诞假期，加班加点学习。除了特蕾西给我的资料以外，我还自己搜索了很多与实验相关的学习资料，希望勤能补拙，加强理论学习。在实际操作方面，虽然我还没有完成耶鲁大学医学院规定的训练科目，但是特蕾西还是带我进了动物房，并让我参与了一些小鼠的活体研究。特蕾西一步一步地教我，每一天我都能看到自己的进步。

从临床出发，于细节处寻找科研灵感

舒尔曼的实验室擅长从细节处寻找科研灵感，从既往的研究（甚至失败）中推敲问题。如二硝基苯酚，一种强效的线粒体解耦联剂，打断线粒体内膜氧化磷酸化的耦联过程，使本该用于生成三磷酸腺苷（ATP）的能量以热能的形式耗散，可消耗大量脂肪，在 20 世纪 30 年代被用于减肥，但因为其毒性太大，所以很快被禁用。舒尔曼实验室从细节出发，如能改变二硝基苯酚的给药方式，控制药物浓度，就能找到其治疗窗口。经过数年的实验，团队终于发现了一些潜在的临床药物（控释二硝基苯酚治疗脂肪肝），在啮齿类动物以及灵长类动物的实验数据提示其能达到有效性和安全性的平衡，是一种潜在的治疗脂肪肝的药物，真正做到了从基础到临床的转化研究。相关文章发表在《科学》（*Science*）、《细胞报告》（*Cell Reports*）、《科学转化医学》（*Science Translational Medicine*）等知名期刊上。

此外，最近实验室还发表了关于二甲双胍的机制研究的文章。二甲双胍是目前使用最为广泛的 2 型糖尿病药物，既往的研究认为二甲双胍是通过抑制线粒体复合物 1 发挥强效的降糖作用，但是前提是超药物剂量。舒尔曼教授最近的研究提示，在临床相关血浆浓度下，二甲双胍通过抑制线粒体复合物 4，间接抑制了甘油 3 磷酸还原酶（GPD2）活性，以氧化还原依赖性方式抑制肝脏甘油来源的糖异生，而丙酮酸来源的糖异生不受影响。这也部分解释了临床现象，即二甲双胍单独使用很少造成空腹低血糖。相关文章发表在《自然医学》（ *Nature Medicine* ）、《美国科学院院报》（ *Proceedings of the National Academy of Sciences* ）和《内分泌学评论》（ *Endocrine Review* ）上。

这两个例子为我提供了很好的示范：如何做临床科研？做什么样的临床科研？从临床现象出发，在细节处反复推敲，多问为什么，最大化利用临床资源，是值得我们学习的。我院的患者临床资源很丰富。近年来，我院已经开展了许多富有成果的转化医学研究，我科也应该多向本院的兄弟科室学习转化医学的经验。相信凭借着我院更丰富、更多元的临床患者资源，如果能多思考、多总结，我们一定会有更好的研究成果。

产学研结合

舒尔曼实验室目前有 4～5 个反义核苷酸（antisense oligonucleotide，ASO）课题，可以拿到针对各种特异基因的 ASO。我询问起 ASO 药品的来源和价格的时候，惊奇地发现我们实验室的 ASO 居然都是公司免费提供的。怎么会有这样的好事呢？原来舒尔曼实验室和 ASO 的公司有合作协议。舒尔曼实验室人员经过文献调研，发现有临床应用潜力的 ASO，就让公司免费生产；实验室的团队帮着公司完成该 ASO 的相关动物实验。如果结果理想，就推动下一步的实验，积极向临床应用转化。只要有一个基因的 ASO 能获批应用于临床，就可以收回成本，并给公司带来丰厚的回报。这就是所谓的"产学研"结合。浙大一院依托于浙江大学这个优秀的平台，也依托于中国这片创新的热土，相信借助浙大一院和浙江大学的平台，我们也可以开展相应的研究，将基础研究应用于临床实践。

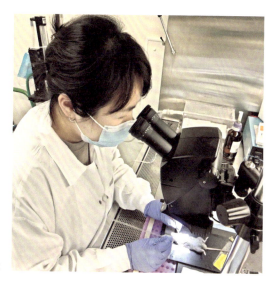

徐唯玮正在做显微镜下小鼠颈静脉置管手术

比你优秀的人，比你更努力

在与实验室美国学生的接触中，我发现他们的计算机能力普遍不错。他们基本都会 excel 函数或简单的编程语言，这在国内同龄研究生中是不多见的。由于实验室涉及的钳夹试验数据繁多，需要大量烦琐的计算，因此具备一定的编程能力是一项必要技能。随着信息技术的发展和数据时代的到来，数据信息的处理能力作为一项基本技能，在医学临床、科研和教学中所占的比重一定会大大加强。随着这些年浙大医学院对八年制教育"医+X""医工结合"人才的培养，加大了信息技术和编程能力的占比，未来一定会有更多的复合型人才加入浙大一院的队伍。

两年的访学过程中，我也认识了许多来自祖国各地的青年才俊，由衷地发现"比你优秀的人，比你更努力"。在异国他乡，身边有一群志同道合的好友，互相学习、互相促进、互相帮助，由此结下了难得的异国情谊。

跨越国界的学术之旅
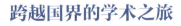
——美国希望之城国家医学中心访学经历

血液科 张 仪

穿越时空的相遇：我的希望之城之旅

2022 年 3 月，我参与了"希望之城全球访问学者计划"，踏上了一段令人激动的科研之旅。作为一名访问学者，我有幸来到了美国加利福尼亚州（以下简称加州）的希望之城（City of Hope）希望之城国家医学中心，开启为期 2 年的学习和研究。希望之城国家医学中心位于加州杜瓦迪（Duarte）市，拥有悠久的历史，最初是一所收治结核患者的医疗机构。经过多年的发展，它已成为一家私立非营利性临床研究中心、医院和医学教育机构，被誉为加州和美国西部领先的癌症医院之一。

希望之城国家医学中心以其杰出的基础医学研究和成功的转化应用闻名于世，不仅是癌症治疗的先锋，还在多个领域取得了里程碑式的成就。他们首次合成了人胰岛素和人类生长激素，并在此基础上研发出了赫赛汀、美罗华和阿瓦斯汀等新型抗癌药物，这些药物已经在临床上广泛应用。希望之城连续十年被《美国新闻与世界报道》评选为治疗癌症的"美国最佳医院"，这充分体现了他们在癌症领域做出的卓越贡献。

初次来到希望之城，我内心充满了期待，迫不及待地想融入这个领先的实验平台浓厚的科研氛围中。这里聚集了众多顶尖的科学家和医学专家，他们在各自的领域取得了卓越的成就。我相信，在这样的环境中，我将有机会与他们共事、学习和交流，不断拓宽自己的学术视野，提高自己的科研能力。

探索知识：导师与我

来到希望之城国家医学中心，我有幸成为吉多·马库奇（Guido Marcucci）教授的学生，并从他那里获得了深入的指导。马库奇教授是血液肿瘤领域的国际领军人物，他在急性髓系白血病、血液病干细胞以及 microRNA 等方向做了重要的基础与临床研究，多项研究成果发表于肿瘤和血液学的顶级期刊，并参与了美国国立综合癌症网络（National Comprehensive Cancer Network，NCCN）的相关指南等多个国际一线指南的编写。

在与马库奇教授的交流与合作中，我受益匪浅。他不仅传授给我专业知识和实验技术，更重要的是还教会了我如何进行科学思考和研究设计。他时常跟进我们的实验进度，给予关键性的建议和指导，使我们的课题能够圆满完成。他对我们的科研能力充满信任与肯定，鼓励我们独立完成相关基础课题，并提供支持和资源，让我们能够顺利开展实验，分析数据。

马库奇教授不仅在实验室中亲自指导我们的研究工作，确保每位学生都具备必要的实验技术和科研软件的应用能力，还定期组织各领域的教授开展讲座，为我们提供与世界知名教授和研究人员一起学习的机会。他注重培养学生的科研能力和独立思考能力，鼓励我们提出问题、挑战思维，并给予我们足够的自由度去探索科学的边界。

除了在实验室中给予指导，马库奇教授还关注我们的学术发展和职业规划。他鼓励我们参加国际会议、发表论文，并帮助我们建立学术合作关系。他为我们提供了一个多元发展的平台，让我们能够在学术上不断成长。马库奇教授的热情、知识和经验都深深地影响着我，他成为我在科研道路上的重要导师和榜样。

在教授的悉心指导下，我不仅学到了专业知识和实践技能，还培养了独立思考和解决问题的能力。他的启发和支持让我有信心迎接科研的挑战，并为将来的学术发展做好准备。

源远流长的科研友谊：希望之城与浙大一院血液科展开合作

希望之城国家医学中心与浙大一院血液科之间的科研合作源远流长。在血液科金洁主任和佟红艳主任的带领下，双方已经多次展开科研合作交流。血液科不仅将优秀的博士研究生和临床医生派往希望之城国家医学中心进行定期培训，而且多次邀请希望之城的教授和老师们来浙大一院血液科进行学术讲座和指导。两个机构之间长期的合作关系促进我们建立了完整、顺畅的交流平台，并共同发表了多篇高质量的科研文章，为两个机构的学术发展贡献了力量。

希望之城国家医学中心对我们的到来非常欢迎，并悉心指导我们的学习。导师们倾囊相授，与我们分享他们在血液肿瘤转化科学领域的专业知识和研究经验。他们不仅关注我们的科研进展，还鼓励我们提出问题、挑战思维，并给予我们宝贵的指导和建议。这种师生之间的密切合作让我们受益匪浅，不仅拓宽了我们的学术视野，而且提升了我们的科研能力。

通过与希望之城国家医学中心的合作，我们不仅在科研领域取得了重要的成果，而且在临床中面临的一些诊治难题上进行了深入的交流和讨论。两个机构之间的友谊和合作不仅局限于科研领域，还延伸到了人际交往和文化交流。我们相互尊重、互相倾听，共同探索解决问题的新思路和新方法。这种友谊长存的科研交流不仅加强了我们两个机构之间的紧密合作，还为我们提供了更多合作的机会和平台。我们将继续保持紧密联系，共同探索更多的科研课题，为血液肿瘤转化科学的发展做出更大的贡献。我们相信，通过我们的合作和努力，将有更多的突破和创新诞生，为患者带来更好的治疗方案和医疗服务。

跨越国界的科研交流：成长与进步

"希望之城全球访问学者计划"为我提供了一个跨越国界的科研交流平台。在这个跨文化、跨社区和跨学科的多元化互动学习环境中，我有机会与世界各地的优秀学者合作并分享知识。与他们一起工作，我不仅能够充分发挥自己的专业技能，还能学习到新的研究方法和思维方式。希望之城国家医学中心的先进实验平台和设备也给我提供了丰富的实验条件，使我能够开展深入的科学研究。这次科研之旅不仅让我在学术上不断成长，还让我在人际交往和跨文化交流方面有了更多的体验和收获。

通过"希望之城全球访问学者计划"，我在血液肿瘤转化科学领域的研究得到了巨大的推动，并取得了突破。我深信，这次宝贵的科研之旅将为我未来的学术发展和医学事业奠定坚实的基础。我会继续努力，将在这座"希望之城"所得的学习收获和经验运用到实践中，为改善人类健康做出贡献。

实践与经验的交流，思想与科研的碰撞
——梅奥诊所访学之行

放疗科　竺鑫丽

在国家留学生基金委员会、浙江大学、浙江大学医学院附属第一医院及医院放疗科的鼎力支持下，我于 2022 年 6 月下旬怀着一颗崇敬之心来到全美排名第一的梅奥诊所（Mayo Clinic），就消化肝病科基于肝癌综合治疗项目开始了为期 2 年的学习与交流。

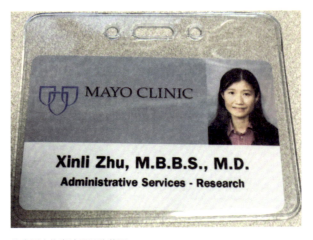

竺鑫丽在梅奥诊所的胸牌照

时光飞逝，来梅奥已经 1 年了，这里的学习、工作、生活点滴让我感触颇深，给我留下了 3 个"深刻的印记"。

第一印记：患者需要至上

梅奥诊所是一所历史悠久的医学中心，也是当前世界最大的综合性非营利的集团式医疗机构，在全美最佳医院排行榜中位列第一。三个盾牌是其徽标，代表临床实践、医学教育和医学研究三者紧密结合，这不仅是梅奥成功的推动力，还是梅奥核心价值观"患者需要至上（The needs of the patient come first）"的体现，即通过医、教、研的发展，为每位患者提供最佳的医疗服务。八词箴言是其核心价值观的精髓：尊重、同情、正直、治疗、团队合作、卓越、创新、管理。

在这里，根据病情需要，一支专业且经验丰富的诊治团队可以迅速组建，为患者进行全面评估、高效诊断，从而第一时间提供最专业、最合理的治疗方案。正因如此，梅奥成为当之无愧的全球疑难病、罕见病诊治中心。在这里，也有着最高的包容度，无论患者还是医学专业人士，来自世界各地，却不论种族、信仰、性别、工种，得到了同等的尊重与包容，毫无偏见和歧视。在这里，无论是临床与临床、临床与科研，还是科研与科研，都善于开展团队合作，致力于通过相互融合，推动临床科研共同发展。在这里，每一个细节包括残疾人门禁按钮、特殊

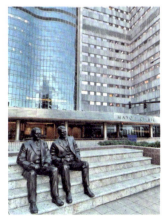
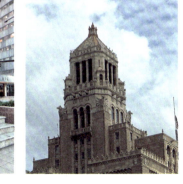
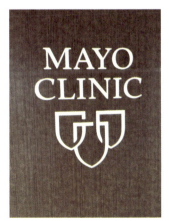

梅奥兄弟铜像　　　　　　　梅奥大楼　　　　　　　梅奥徽标

人群专门楼梯斜坡和专用卫生间、四通八达的地下通道等，都充分体现着梅奥对每一个个体的关怀与尊重；酒店式装修风格的就诊大楼、门诊大厅里时常会响起的节奏舒缓的钢琴曲（很多时候是前来就诊的患者或家属在演奏），能有效缓解患者内心的焦虑和恐惧；见面时的热忱与亲切，让人有宾至如归的温暖感觉。

第二印记：高效的团队协作

我所在的科室是全美排名第一的消化肝病科（Department of Digestive and Liver Diseases），也是梅奥的优势科室。我所在的楼层，科室主要研究各种肝脏疾病包括肝炎、肝硬化和肝癌等。我们每位研究人员的项目不是由导师直接制定，而是在导师和专家团队的指导下，自行设计感兴趣的课题。我与导师刘易斯·罗伯茨（Lewis Roberts）教授详细交流了我在国内的专业以及我感兴趣的研究方向，之后在他的指导下完成了课题设计。随后罗伯茨教授为我组织了课题讨论会，邀请了放疗科肖恩·朴（Sean Park）教授、免疫学董海东教授等多位专家，共同研讨课题设计的创新性、可行性及合理性。确立课题后，我在导师的指导下有序地开展起细胞实验，同时向梅奥动物伦理委员会申请了课题中的动物实验。课题研究期间，每两周我会就课题进展情况进行专项汇报，并根据各位专家提出的建设性指导意见及时修正课题研究方法和研究重点。同时根据研究需要，在课题开展

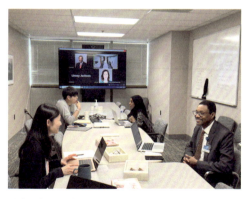
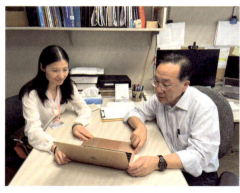

竺鑫丽与导师刘易斯·罗伯茨教授及专家的线上、线下组会　　免疫专家董海东教授对竺鑫丽的课题予以指导

到一定阶段后，随时组建小组，相互协作完成课题的难点部分。在课题设计及具体开展期间，我深刻地感受到梅奥的团队协作精神及高效的科研管理能力。

第三印记：家庭般的温馨友爱

初来乍到之际，语言沟通障碍是我面临的最大难题。科研助理内利（Nellie）意识到我的局促和不安后，热情地带我熟悉周围环境，领我办理繁杂的手续，指导我完成各项岗前培训，期间一直鼓励我大胆讲英语。导师的鼓励和表扬也

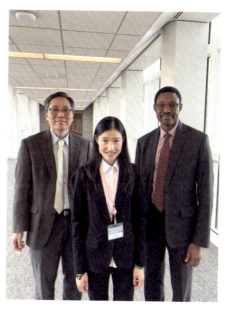

与两位导师（肝癌专家刘易斯·罗伯茨教授和放疗专家肖恩·朴教授）在临床大楼前合影

让我逐渐增强了克服语言沟通障碍的信心。学习与工作之余，我也深刻体会到梅奥多元文化的包容性以及人文关怀的"润物细无声"。犹记得我在梅奥的第一个生日是个大雪纷飞的日子，身处异国他乡的我原本准备悄无声息地独自度过。然而，当我来到实验室工位时，惊喜地发现桌上已经摆放着精致的生日礼物及温馨的祝福卡。原来，楼层秘书委员会早已在楼层餐厅（break room）为我准备了温馨友爱的生日派对，让远离故土的我感受到家人般的温暖。后来我才了解到，秘书委员会会为每一位员工包括来自世界各地的访学者组织生日派对，让大家充分感受到这个大家庭的温暖。他们还会定期组织各种活动，增进彼此之间的情感交流，促进多元文化相互交融。

我也在适当的场合向导师、专家组团队以及课题组成员介绍了浙大一院的建院规模与学科发展情况，宣传了浙大一院目前倡导的促进国际交流、推进共同进步的开放政策，以期助力推动多领域国际合作。

未来在梅奥的日子里，我将进一步融入梅奥的多元文化，努力提升临床工作能力与科学研究能力，提高英语交流能力，积极传播中国文化和浙一精神。

不负韶华，不负好时光！

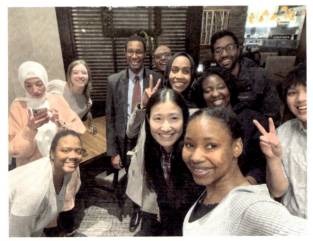

竺鑫丽与导师及组员们聚餐

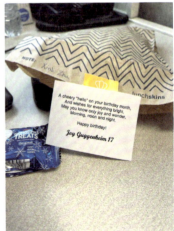

温馨的生日祝福

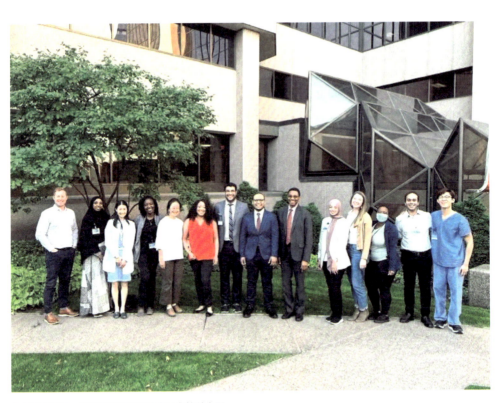

与导师刘易斯·罗伯茨教授及团队在研究楼前合影

研修学习之路，跨越太平洋的探索

——美国希望之城国家医学中心学习感悟

血液科　孙佳耐

远行异国，寻学术灵感

"路漫漫其修远兮，吾将上下而求索。"这是我踏上研修学习之路的初心。怀揣着对医学的热忱，翻越千山万水，我来到美国洛杉矶，寻觅学术灵感的泉源。

作为研修学者，我深切感受到在国外学习的机遇与挑战。初到洛杉矶，除了适应时差和气候，我还需要适应全英文的学术交流。然而，正是这种陌生感和挑战，愈加激发了我的求知欲望。我主动融入当地学术圈，积极参与研讨会和学术讲座，结识了许多优秀的科研人才。一次偶然的机会，我参加了一个关于血液科疾病的前沿研究讲座，这让我受益匪浅。与会的专家们从不同角度深入探讨疾病机制和治疗策略，让我大开眼界。那时，我真切感受到自己仍处于医学知识的荒原，需要不懈努力，探索前进。

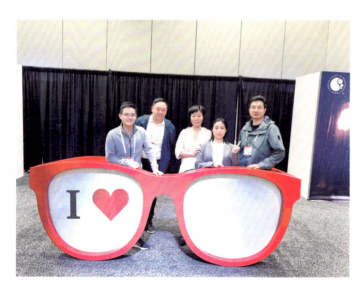

融洽学术交流，实验室成员
共赴盛会

医学探索踏浪行

"德若水之源，才若水之波。"美国科研繁花似锦，学术氛围盎然。在希望之城国家医学中心，我跨越了文化的差异，与美国临床医生深入交流，聆听他们讲述创新的医疗理念、规范的治疗方案，以及前沿的科研方向。笔记本成了我的伙伴，在上面记录着老师传授的知识，编织出思维的绚烂画卷。

在实验室里，我的美方导师李凌教授已在血液肿瘤领域奋斗多年，是当地的医学界权威。每天，我和李教授一同探讨疾病治疗的最新进展。他耐心地指导我进行实验设计，解答我的疑惑。有一次，我在实验中遇到了一些困难，不敢打扰他，他却主动来到我身边，鼓励我不要气馁，坚持探索。李教授的这种关心与支持给予了我温暖与鼓舞，让我不断鼓起勇气，突破自我。

患者之心医者系

作为临床医生，我将患者的福祉视为至高无上的使命。在科研课题中，我不断探索，以患者为中心，努力寻找创新的解决方案。我深知每一个突破背后都是对患者的帮助和关爱。困难不足为惧，我勇敢面对，坚信只要为了患者，就值得奋斗。团队协作是取得成功的关键，我与同仁紧密合作，共同攀登医学高峰。青春的激情在心中燃烧，驱使我不断追求卓越，为医者之道献上热忱与真心。

血液科医路漫漫

血液科是我未来研修的方向，研修学习之路是我奔赴远方的探索。我将努力总结经验，不断提升实力，旨在为医学发展贡献一份力量。

愿青春奋进，砥砺前行，成就医者之梦。

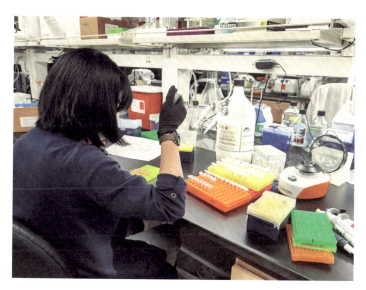

实验室生活，持续进化的律动

美丽加国，多元文化
——加拿大多伦多大学访学见闻

神经内科　计彩红

　　为进一步学习癫痫遗传学，我获得国家留学基金管理委员会青年骨干教师出国研修项目支持，于 2022 年 7 月至 2023 年 7 月赴加拿大多伦多大学附属多伦多西区医院，师从丹尼尔·安德拉德（Danielle Andrade）教授学习。

　　自 2022 年 7 月 18 日落地多伦多皮尔逊机场，一转眼已经在多伦多度过了一轮春夏秋冬，在外求学的日子已经接近尾声，在多伦多西区医院的研究工作也在有条不紊地收尾中。多伦多西区医院隶属于大学健康网络（University Health Network，UHN）。UHN 是加拿大最大的研究型医院集团，拥有数家大型医院，包括多伦多总医院、玛格丽特公主医院、圣迈克尔斯医院等多家大型医院。它的价值观包括关怀、卓越、团队、创新和尊重。多伦多西区医院最有竞争力的科室是神经内科、神经外科、骨科等。在癫痫领域，神经内外科紧密合作，治疗大量的癫痫患者。安德拉德教授是癫痫遗传方向的业界翘楚，建立了 2000 名左右癫痫遗传学数据的数据库，并和世界上的很多顶级癫痫中心开展广泛的合作。

韶华流转，探求临床科研之馨香

和国内很多顶级遗传学实验室投入大量资金火热进行全基因组测序不同，该实验室更加注重数据库的建设。虽然 2000 名癫痫患者的数据库中数据量不算太多，但每名患者都有着非常详尽的数据，包括人口学、临床病史、家系图、影像、脑电图、手术病理、详尽的遗传资料（包括基因芯片、癫痫基因检测、全外显子测序、全基因组测序等），所有的资料都保存得非常完善、有序。而基因的分析则交给另外专门做遗传分析的实验室去做，专业的团队做专业的事情，这点非常值得我学习，同时也坚定了我回国后建设本地癫痫数据库的决心。

我也负责数项临床课题，包括手术遗传学分析、Lennox-Gastaut 综合征的遗传学分析、22q11.2 缺失综合征的癫痫发作的多因素风险评分。

与其他出国进修的同事进入的基础实验室不同，本实验室是临床研究型实验室，并无进行基础实验的条件，但我依然觉得本次进修非常有收获。在该实验室学习到的临床研究的方法、思路可以让我在回国后继续开展、延伸，是非常适合临床医生发展的科研道路，也可以让癫痫患者直接受益。

在积极学习科研的同时，我也抓住一切机会参与多伦多西区医院的临床学习，包括多伦多大学医学院神经病分会每周五上午举办的大查房授课（grand round）、每周四的癫痫研究授课（epilepsy research rounds）、每周三下午的常规癫痫手术病例讨论。

时光荏苒，探寻研究成果之交流舞台

每年 6 月份，多伦多大学医学院会举办神经病学年会（Annual Silversides Neurology）学术活动，除了展示大家的临床研究成果，更会欢送每年毕业的住院医师、专科培训医师。2023 年 6 月 15 日举办的会议中，共有 10 名住院医师、

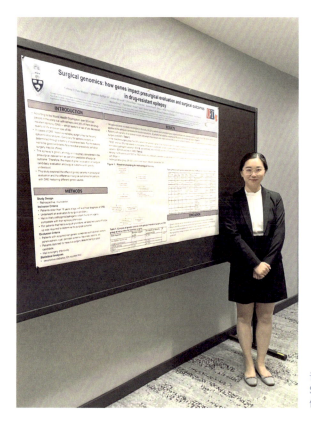

计彩红在多伦多大学医学院举办的"Annual Silversides Neurology 2023"学术活动中做壁报展示

40名专科培训医师毕业，我也非常荣幸成为其中的一员，并在会议中投稿壁报展示。值得一提的是，多伦多大学医学院的专科培训医师中，70%左右来自国外，包括印度、马来西亚、菲律宾、阿拉伯联合酋长国、沙特阿拉伯、日本、巴西、墨西哥等，而我是唯一来自中国的研究型学者（research fellow）。

烟波浩渺，流转异国他乡之温情韵味

在积极学习、做科研的同时，我也抓住一切机会参与当地的活动与交流，包括每周五上午多伦多大学医学院神经病分会举办的大查房。神经病学分会还会定期举办茶话会，神经内科主任在会上分享自己的成长、科研之路，让人受益匪浅。刚刚到达多伦多的那个夏天，医学院也举办过毕业后医学教育项目（Postgraduation

Medicine Education Program）的欢迎仪式，秋天则举办了专科培训医师的晚餐会，2023 年夏天临毕业又举办了毕业典礼，通过这些活动我认识了多名进入多伦多大学医学院的专科培训医师。文化的碰撞让我对这个多元的世界有了更多的认识，也更加珍惜祖国给我的这次远渡重洋进修的机会。

除了多伦多大学医学院举办的丰富多彩的活动，我们的研究团队也是一个非常有爱心的团队，定期给各个组员举办生日会，还举办圣诞节聚餐、毅行等活动。

在这里研修的一年即将结束，我非常思念远在国内的家人。加国多元的文化、包容的氛围让我印象深刻，也让我在异国他乡结交了很多好友。希望回国后，我能继续开展癫痫遗传事业，为服务广大癫痫患者贡献自己微薄的力量。

探寻学术瑰宝，期待扬帆远航
——美国宾夕法尼亚大学学习经历

口腔科　吕　喆

　　几年前我有幸成为宾夕法尼亚大学牙学院的一名访问学者。但当时没预料到的是，因为新冠肺炎疫情席卷全球，我不得不给访学之路按下暂停键，一直到 2022 年夏天才重新开启，得以成行，可能这就是老话说的"好事多磨"吧。

　　宾夕法尼亚大学（University of Pennsylvania，UPenn），简称宾大，位于美国宾夕法尼亚州的费城，是常青藤盟校之一，由本杰明·富兰克林（Benjamin Franklin）创建于 1740 年。宾大是一所研究型大学，注重培养具有创新思维又不脱离现实的人才，在很多学科上都居于世界领先地位。宾大坐落在费城的大学城内，和国内的大学不同，宾大校园周边没有围栏，也没有校门，说是学校，其实给人感觉更像是一个小镇，沿街上可以看到学院、图书馆、教堂、住宅公寓、生活超市、影院等，既有学术氛围，又有很齐全的生活设施。校园里的建筑大都是复古哥特风，外立面上都有着繁复的花纹和浮雕，透出厚重的历史沉淀感，每一座建筑都有独特的设计，很适合闲暇边走边

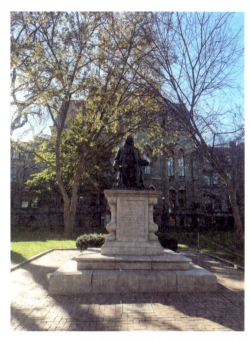
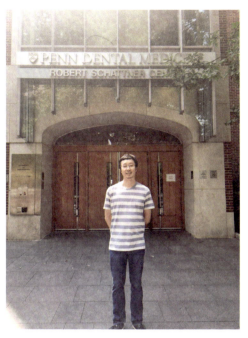

宾大学校礼堂及其门前的富兰克林雕像　　　　　吕喆于宾大牙学院主楼托马斯伊万楼前留影

欣赏。

宾大牙学院位于宾大的西南角,创建于1878年,由主楼托马斯伊万楼(Thomas Evans Building)和副楼莱芙楼(Levy Building)组成,虽然只是一栋不大不小的建筑,却是世界上历史最悠久的牙科学院之一, 也是世界排名前五位的牙科学院之一,大概同时还是每个口腔人都会向往的地方之一。

怀着那份向往和期许, 我加入了宾大牙学院丹那·格瑞夫(Dana T. Graves)教授的实验室, 进行为期 1 年的交流访问学习。格瑞夫教授是宾大牙学院的副院长, 主管科研实验的同时, 还担任了《牙科研究评论杂志》(*Journal of Dental Research Critical Reviews*)的副主编。他的主要研究方向是炎症与糖尿病,包括糖尿病对伤口愈合的影响、糖尿病与牙周组织的损伤及修复等内容。很难想象格瑞夫教授已经年逾七十, 虽然头发已灰白, 但精神矍铄, 充满活力。他每天都西装笔挺, 领带系法标准, 精力充沛地忙碌着。因为身兼数职的关系, 要忙的事情有很多, 他经常飞到世界各地出差, 但是实验室每周固定的项目例会和实验室例会他都会准时参加，对每个小组的实验进度也都是时刻关注。有这样状态的教授带领和指导，我发自内心地钦佩的同时，也感受到了激励和鞭策。

学术的殿堂，知识的海洋

学院的主楼托马斯伊万楼是诊疗区，主要负责患者的临床诊疗工作及牙科学生的临床见习、操作部分。宾大牙学院的牙科诊室主要分为培训全科医生的诊室和培训专科医生的诊室两种，主要目的是培训全科与专科牙医，以教学为主，所以治疗费用会比外面的诊所便宜，因此能吸引周边不少患者前来就诊。就算如此，整个牙学院每日的患者数大概 100 位，而学生却有 200 名以上，因此相对于国内动辄一个牙医一天需要接诊十几二十位患者的情况，他们无法想象，也正因为每天接诊的患者少，每位牙医学生对患者格外地细致入微，从体格检查到影像检查全程陪同，给患者制定的治疗方案也面面俱到。在每次诊疗结束时都会有前台护士让患者为诊治医生打分，分数会直接影响该学生的全年成绩。和国内的教学和培养模式不同的是，美国的牙学院学生毕业时没有论文、实验的要求，只需要通过结业考试就可以，因此除了一部分以后有志于做实验研究的学生会进入实验室操作以外，大部分牙学院的学生主要专注于临床技能的提升。

学院的副楼莱芙楼是实验楼，里面大概分布有 20 个实验室。在这里，可以遇到来自世界各地、各种肤色的研究员。初来这里时，令我十分讶异的是，这里的研究员大部分都不是来自口腔专业，甚至医学专业的都很少，他们大都是生物、遗传、生物化学等基础学科出身，而他们日常所致力的研究，也并不完全是围绕口腔展开，更多的还是细胞、基因层面的基础研究。但是我想，正是因为专业领域不同，大家才更容易碰撞出思维的火花，这和宾大一直秉持的"创新"理念倒是很契合。格瑞夫教授的实验室中，同时进行的实验项目有好几组，我所在的小组主要负责的是糖尿病和年龄增长对牙周炎及皮肤伤口愈合影响方面的研究。通过实验室的一些特定课程、考核，以及在同组研究员的指导下，我从最开始的零基础实验小白到现在已经可以独立进行动物和组织处理，同时也掌握了目前世界上最主流、最前沿的一些研究技术，如单细胞 RNA 测序（single-cell RNA sequencing）、流式细胞术（flow cytometry）以及 RNA 探针技术（RNAscope）等技术。当然比起掌握研究技术更重要的是建立科学研究的思维，这也是我申请此次访学的目的。得益于和实验室中来自"各行各业"的研究员们一起相处、工作，他们凭借在各自领域的专业知识和学术见解都能为我提供宝贵的指导和建议。

头脑风暴，思维碰撞

　　牙学院内学术活动举办频繁，每周都会邀请学院内的教授或是美国牙医界的知名学者为大家做各式各样的专题讲座。通过这些丰富多彩的研讨会，我们可以开拓视野、拓展思路，让自己在研究的道路上始终保持学术敏感与思辨力。宾大牙学院每年 5 月份都会举办一个活动——科研日（Research Day），每位研究员

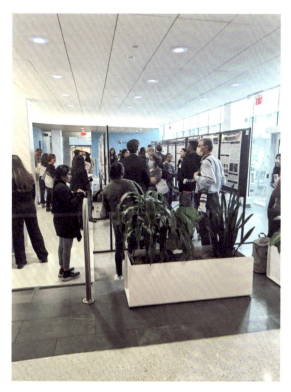

研究日大家在各自感兴趣的壁报前交流

都可以把自己的研究内容、设想及取得的成果制作成海报，供他人参观学习并相互交流。牙学院还有专门的评审团队，由多个教授进行现场提问、点评和打分，并在活动当天评选出各类优胜奖项，获奖人可以获得 1000～2000 美金的奖励，如果有专家感兴趣的课题，甚至可以得到牙学院 1 万美金的基金奖励。正是由于大家对研究充满着无限的热情，宾大牙学院一直处于世界领先的地位。

在宾大牙学院的那段学习历程是我学术生涯中的一段宝贵经历。世界顶尖学府的氛围会让人在潜移默化中不断进步，其丰富的资源能为研究工作提供强大的支持，与学院的师生互动使我受益匪浅。我将永远珍视在那里度过的时光，并视之为我未来学术发展的重要经验和启示。

学无止境，不懈追求

——美国梅奥诊所访学之旅

心脏大血管外科　何凤璞

　　2022 年 7 月，我成功通过了国家留学基金管理委员会访问学者项目评审，获得了赴美留学资助的宝贵机会。感谢浙江大学医学院和浙大一院在项目申请过程中给予的悉心指导，感谢科室领导在申请过程中给予的鼎力支持，我将以访问学者身份在美国梅奥诊所学习和工作一年。

　　梅奥诊所作为一家国际顶尖医疗机构，坚持"患者需要至上"的核心理念，并致力于临床治疗、医学教育和医学研究的全面发展，不仅拥有一流的科研设施和技术平台，更重要的是还聚集了一批世界顶尖的科学家和研究人员，他们在各个医学领域展现出卓越的研究能力和创新思维，通过开展前沿的基础和临床研究，不断推动医学科学的进步。能作为访问学者在梅奥诊所学习和工作，我深感荣幸，并将倍加珍惜这个难得的机会。访学期间，我结合本人在国内的相关研究基础，在祝武强教授的实验室开展心肌梗死后心肌细胞再生及开发纳米材料药物递送系统等相关基础研究。

迎难而上，开拓创新

为了能够模拟人体微创手术治疗方案，祝武强教授决定使用微创器械为小鼠行胸腔镜手术。目前，在人体上施行胸腔镜手术仍有较高的难度，小鼠的胸腔镜手术操作难度可想而知。祝教授向梅奥的胸外科医生告知实验室准备在小鼠身上开展胸腔镜手术操作，对方表示十分惊讶，并直截了当地告诉祝教授这是不可能的。正如胸外科医生所料，我们在实际操作过程中面临着巨大的挑战：出血、小鼠无法耐受手术，操作空间极小，稍有不慎就导致小鼠死亡。尽管遇到了挫折和困难，但祝教授坚持不懈，不断实践并寻求突破。我和祝教授反复实验，摸索条件，在动物实验中心手术室常常一待就是一整天。虽然手术反复失败，但祝教授并不放弃，不断实践，最终建立小鼠胸腔镜手术模型，为后续实验创造了条件。这个突破性的成果不仅展示了祝教授团队的坚持和创新精神，而且为后续的实验研究提供了更加稳定、可靠的基础。通过这个模型，我们能够更真实地模拟微创手术的过程，进一步研究心肌梗死后的治疗方案和纳米药物递送系统的效果。这次经历让我深刻体会到，在科学研究的道路上，困难和挑战是不可避免的。只有迎难而上，不断开拓创新，才能取得突破性的成果。梅奥诊所开放创新的科研环境也为我们提供了实现这一目标的平台，并激励着大家不断挑战自我，追求卓越。

亦师亦友，劳逸结合

祝教授在工作中对自己要求非常严格，对实验室同事却很宽容。梅奥诊所的工作时间是朝九晚五，但他每天早晨 7 点就已经到办公室开始一天的工作：撰写项目、评审基金、在线会议、项目合作、实验进展……每天日程安排极其紧凑。即使回到家中，他也时常因为评审基金项目、撰写手稿、修改论文至深夜。祝教授对我们却很宽容，完成实验后，如果在家办公能够有更高的效率，则鼓励我们选择在家办公，并不需要每天到实验室。

　　我进实验室后负责的是一个全新的研究项目。当我提交项目草案后，祝教授为了让我能够尽快开展实验，从修改项目草案、高分子可降解材料选择，到药物候选、团队组建……都事无巨细地和我反复沟通、遴选合作对象、查找文献、修改草案，并提交至梅奥医疗中心审批。最终确定与内布拉斯加大学医学中心药学院的谢教授合作，祝教授随即组建项目团队，定期开展组会，加快项目进展。

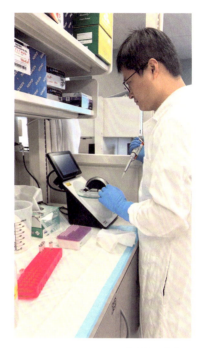

实验室日常生活

　　祝教授的办公室与我们实验室仅一墙之隔，工作间隙他常会到实验室里和大家聊聊天，询问我们的研究进展，了解我们在实验中遇到的问题，以及我们目前的生活状态。实验室一位同事的实验项目进展缓慢，时常加班到深夜。祝教授了解情况后，很体贴地和他说："这段时间太辛苦了。如果觉得太累了，建议休息一个星期，出去转一转，看看风景，让身心放松，再回来完成实验。"结果，同事还是"无情"地拒绝了他的提议。

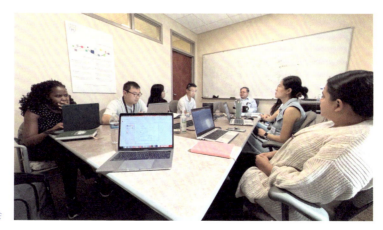

实验室每周组会

祝教授以他亦师亦友的角色，敞开心扉地与我们交流，并激发我们独立思考。他不仅仅是导师，更像是朋友，倾听我们的困惑和疑虑，给予我们指导和鼓励。在祝教授的身上，我们看到了严谨而自律的工作态度，同时也感受到了他对我们的理解和关怀。他以亦师亦友的姿态，引领着我们在工作与生活之间取得平衡，为实验室创造了宽广而温馨的氛围。

学习临床技术，助力学科发展

——比利时布鲁塞尔 UCL 医院进修体验

妇科 金 琳

2023 年 6 月 22 日至 25 日，我赴比利时布鲁塞尔 UCL（Cliniques Universitaires Saint-Luc）医院参加卵巢冻存和移植学习班。

布鲁塞尔位于塞纳河畔，是比利时的首都，也是比利时最大的城市。布鲁塞尔是一座历史悠久的古城，满城都是古建筑和上坡下坡的街道，被誉为欧洲最美的城市。布鲁塞尔拥有欧洲最美的建筑和博物馆，保留了很多中世纪遗留下来的古建筑，布鲁塞尔围绕着历史街区的内环铁道也围绕着这些建筑而建。说到布鲁塞尔，很多人自然而然会联想到啤酒、巧克力，其实除了这些，布鲁塞尔还有许多令人期待的地方。作为欧洲"首都"，欧洲的各色风格聚集在这里，布鲁塞尔城市里处处弥漫着艺术的气息，很多墙壁上有着色彩丰富的美丽彩绘，这使得布鲁塞尔成为一个风情迥异的城市，深受广大游人青睐。

布鲁塞尔 UCL 医院是布鲁塞尔最大的医院，拥有 5800 名员工和 900 多张床位。除了提供最佳的临床服务外，布鲁塞尔

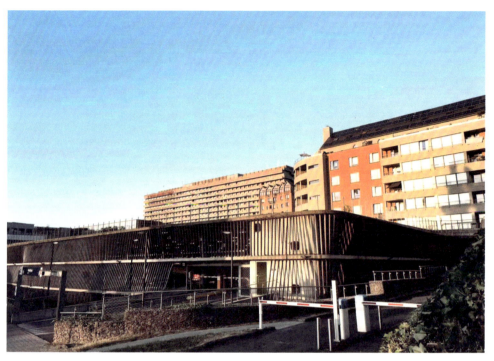

比利时布鲁塞尔 UCL 医院

UCL 医院还与鲁汶天主教大学（UCLouvain）合作开展以研究、创新和教学为中心的活动。布鲁塞尔 UCL 医院包含医疗部门、多学科中心和医疗保健网络，以更好地协调和管理患者，为比利时国内外的患者提供护理服务，治疗较为严重、罕见或复杂的疾病。

我参加这次的学习班，旨在通过学习卵巢冻存和移植的理论及具体技术，为我科新项目、新技术的开展奠定基础。卵巢中的卵泡会受放疗、化疗或卵巢疾病的影响大量消亡，不能再生。

卵巢组织冻存移植是保留生育力的方法之一，在欧美发达国家有二十多年历史，不再是实验性技术，已成为正式临床服务技术。卵巢组织冻存移植通过微创手术取出卵巢组织，使用特殊方法冷冻处理，等需要时再解冻，移植回体内，恢复排卵及女性激素的分泌。2004 年，布鲁塞尔 UCL 医院报道了第一例经卵巢组织冻存移植后诞生的健康婴儿。截至 2020 年，全球已经报道了超过 200 例的活产。

早在 2020 年，钱建华教授团队就关注到了卵巢组织冻存移植这一技术，并与布鲁塞尔 UCL 医院的玛丽·马德莲·多尔曼斯（Marie-Madeleine Dolmans）教授团队开始了密切合作，全面引进国际先进的卵巢移植技术。

布鲁塞尔 UCL 医院的多尔曼斯教授团队在卵巢冻存和移植方面具有丰富的经验，其研究居于世界领先水平。多尔曼斯教授是国际生育力保护协会主席，在卵巢冻存及移植方面有丰富的经验，早在 1997 年最早建立卵巢组织冻存库，并于 2004 年通过卵巢移植成功分娩全球第一例婴儿。多尔曼斯教授在 2020 年被聘为浙江大学客座教授，曾亲赴浙大一院妇科进行卵巢组织冻存移植的教学与指导。

在学习班中，我们了解到全球第一例通过卵巢移植成功分娩的患者，她是一名 25 岁的女性，在 1997 年被诊断为Ⅳ期霍奇金淋巴瘤。多尔曼斯教授团队通过腹腔镜，从左卵巢取了 5 个活检样本，每个样本大约 12～15 毫米长，5 毫米宽。在 1997 年 8 月至 1998 年 2 月，这名患者进行了 MOPP/ABV 化疗（氯胺酮、长春新碱、丙卡嗪、强的松、阿霉素、博来霉素、长春碱）和放疗。患者在化疗开始后不久就出现闭经，3 个月后确认卵巢功能衰竭。在肿瘤学家的全面评估表明原发疾病缓解后，多尔曼斯教授团队为她进行了卵巢组织移植。他们在移植前 7 天进行了第一次腹腔镜检查，创建腹膜窗，诱导该区域的血管生成和新生血管。在腹膜窗形成 7 天后，多尔曼斯教授团队做了第二次腹腔镜检查，将部分解冻后的卵巢组织移植回了患者体内。在移植后 4 个月，多尔曼斯教授团队通过第三次腹腔镜分析移植后卵巢的生存能力并为患者移植的剩余的卵巢组织。在移植后的 5～9 个月，超声检查显示患者再植部位每个月经周期都有卵泡发育和黄体形成，与此同时，这种变化导致患者每月月经的恢复。移植后 10 个月，这名患者自然受孕了。随后的超声检查和产检没有发现任何异常。最终，患者诞下了一名健康的婴儿。

经过此行的学习，我们初步了解了卵巢冻存和移植的相关技术，获益良多，争取将此次所见所学结合到自己的临床工作当中，为科室和医院的发展尽绵薄之力。

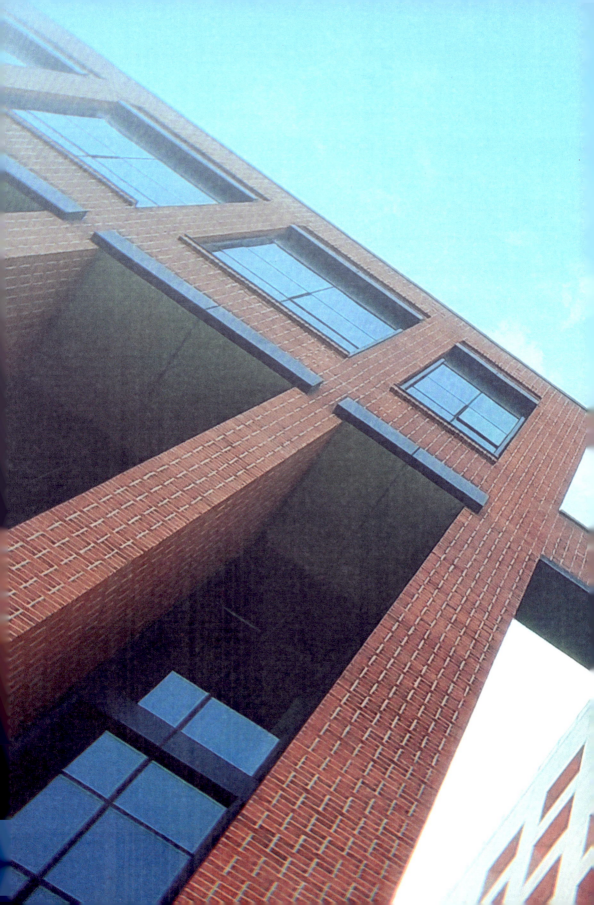

第二篇

援外医疗，
助力人类卫生健康共同体建设

援非感悟：授人以渔，从心开始

普胸外科 屠政良

2011 年，我参加了浙江省第 22 批援马里医疗队，在马里共和国的马里医院完成了为期 2 年的援非工作。马里医院位于首都巴马科，是在 2006 年中非合作论坛北京峰会框架下，由中国政府援建非洲的 30 所医院中最早建成的医院之一，是马里卫生部直属单位。我们这批医疗队一共有 31 名医疗队员，分别来自浙江大学各附属医院和浙江省卫生厅直属单位，以及全省各地、县、市级医院。本次医疗队的医疗援助模式由以前的"多地点援助"改为"集中援助"——将曾经设在锡加索、马尔戈拉、卡地等三个地区的医疗队进行撤点合并。我们此次援外的任务不仅是在一座新建的医院开展医疗工作，而且也将探索更新颖的医疗援助合作模式，在一个更为集中的平台提供更整体化，更高、精、尖的医疗服务。

未雨绸缪

记得 2011 年初，我接到被选派去援非的通知时，恰逢我父亲做完肺癌手术 2 个月，身体尚未康复。父母那时已经 70 多岁了，我是他们唯一的孩子；我的女儿当时只有 7 岁，妻子又在医院上班，工作非常忙碌。好在有医院和组织的关心，帮助我解决了很多后顾之忧。家人更是支持我援外的决定，妻子的一句"你放心吧，我会照顾好这个家"，消除了我所有的顾虑，也让我更加笃定地做出援非的决定。

2 月 14 日那天，我记得天空中飘着雪花，我来到了在水一方培训基地，成为浙江省第 22 批援马里医疗队的一员，和 30 名队友吃住在一起，开启了为期半年的外语培训和生活上的磨合。

马里共和国是位于非洲西部撒哈拉沙漠南缘的内陆国家，曾是法属殖民地，官方语言是法语，当地语言为邦巴拉语。要顺利地完成援非任务，学好语言非常重要，特别是法语。若法语不过关，去那里后工作将会很难开展。

培训让我重温了学生时代挑灯夜读的勤奋，紧张的外语培训转眼就成为过去，等待的是我从未曾有过的人生历程。

初来乍到

2011 年 8 月，我和队友们告别了亲人，肩负使命，从上海浦东国际机场出发，踏上了援非之路；离开祖国，途经法国戴高乐机场，再转机到达巴马科机场，差不多辗转了 24 个小时，终于到达了马里首都——巴马科。

驻地是什么样子，处在巴马科的什么位置，我全然不知。一路舟车劳顿，我只是在颠簸中透过车窗看到灯光寂寥的巴马科街头，房子、路灯、过往的车辆稀稀落落，仿佛回到了祖国 20 世纪七八十年代的县城。

我们的翻译是徐连松老师，他是 20 世纪 60 年代末北京外国语大学毕业的高才生，这是他第六次执行援外任务。一路上他和我们说，七八十年代的医疗队员们生活条件艰苦，出来援外的队员几乎都要患上疟疾，有些队员还不止患一次。那时候，三四个人一个房间，没有电话，更谈不上网络，哪怕只是寄一封信，也要漂洋过海至少两三个月后才能抵达目的地。为了统一寄信，外交部的信使会提前通知医疗队，队员们一般在接到通知后两天之内写好，再集中一起寄出。一般每个月只有一次寄信的机会，信件是医疗队员与国内亲朋好友联系的唯一方式。一直到了 90 年代，当地才有了电话，但信号传输质量不好，电话这头的话从出口经由听筒传到对方耳里，需要几秒钟，若双方不事先商定好谁先讲，彼此的交谈话语就会"打架"，白白浪费宝贵的通话时间。徐老师说："你们这批比起以前的队员不知道幸福多少倍了，有电话、有网络，该知足啦！"想想当年的医疗队员，车内的人不禁感慨与唏嘘。

我们住的中轻（中国轻工业对外经济技术合作公司）大院是中国驻马里经商处的旧址，建于 20 世纪 70 年代。大院里一共有三幢三层住宅楼，每幢楼房有两道走廊，为的是防止这里过于强烈的阳光照进房间，而且每个房间也有两道门：一道铁门和一道纱门。楼房前后有高大的木棉树和芒果树，开枝散叶、绿树成荫，给我们的驻地增添了不少绿色。

我们屋后有一个羽毛球场，四周有几棵高大的苦楝树和木棉树，一到雨季，球场上会铺上一层薄薄的青苔。驻地里还有一个 200 平方米左右大小、简陋的乒

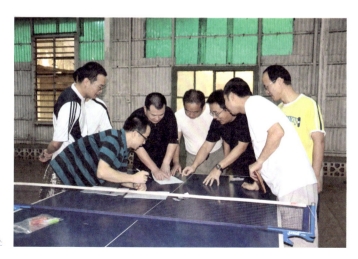

乒乓球室——锻炼好去处

乒球室，楼顶的铁皮雨篷已经生锈，下大雨时就会漏水。休息时，这个简陋的乒乓球室成为我锻炼的好去处。队友们也坚持每天在这有限的空间里跑步、打球。

新院开张

我们这批由 31 名医疗队员组成的队伍，除了有心胸外科、骨科、普外、脑外科、耳鼻咽喉科、妇科、儿内科、儿外科、麻醉、药剂、病理、检验、放射、B 超、针灸推拿、感染科、心内科、监护室、护理等各个科室的医务人员外，还配备有 2 名随队翻译和 2 名厨师。到了马里，我们才知道，医院的很多设备仍原封未动，马方的医务人员等着我们去拆封、安装和调试。这些仪器设备全部由中方提供，马里人自然而然地认为中国医疗队员们应该会安装和操作，却不知道安装和操作是两个全然不同的概念。我们千头万绪，不知从何下手。

接下来的一个月里，我们除了与分别驻扎于三个医疗点的上一批医疗队做好物资交接外，还必须让医院正式开张，一部分仪器设备先运转起来。在国内，这些仪器设备在流程上都是由厂家的技术人员完成安装和调试的，并且还会给具体操作的人进行培训。而在这里，这些专业的器械安装和调试工作一下子落在了医疗队队员的头上。

徐老师说："你们真的得下点功夫，如果来了这么多天还是一件设备都不能安装好的话，马方对你们这些中国医生的信任度可要大打折扣，以后和他们的合作就会比较被动。因此，你们不能说不懂这些仪器和设备。"

我们只好硬着头皮上阵了，医疗队专家被迫兼职成为仪器设备工程师。检验室的生化检测分析仪，放射科的拍片机，麻醉科的呼吸机、监护仪等都需要安装和调试，弄得大家焦头烂额，一天下来，没安装几个零部件。最头疼的是放射科的 CT，虽然已经安装好了，可是如何操作得把说明书找到，跟着说明书来。队友们费了好大的劲才找着。机器开启后才知道厂家的技术人员把一个稳压器的接口接反了（屏幕上显示），CT 的检查床无法根据要求自动移动，后来队友按说明书上提供的联系方式给国内的厂家打电话联系。由于彼此有 8 小时的时差，我

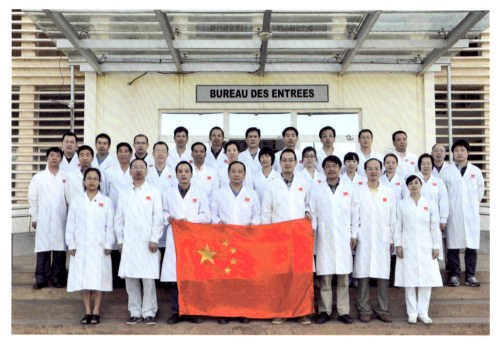

马里医院正式开张

们第二天只好提早出发，8 点不到就必须赶到医院。这时国内是下午 4 点左右，所以我们还赶得及与国内厂家联系。

就这样，我们硬着头皮一边看说明书，一边自学调试，从设备的安装到试运行，从一次次的开会协调到马方的医务人员到位，经过 2 个多月的紧张筹备，马里医院终于成功开张。

授人以渔

胸外科团队是重点科室，因为马里全国胸外科医生总共只有 4 名，全部集中在我们所在的马里医院，所以马里医院可谓马里的胸外科中心。由于经济条件及医疗设备的限制，马里境内无法开展心脏手术，很多胸腔镜微创手术也无法常规开展，开展得最多的是感染性脓胸手术和纤维板剥脱术。

在马里医院，最让我心痛的是看到化学腐蚀伤后食管狭窄的患儿。在医院刚开张不久我们就碰到好几例，他们都是学龄前的儿童。由于马里人习惯将腐蚀性的强酸、强碱溶液装在空饮料瓶中并放置在屋子的角落里，小朋友不知道，误饮后造成食管永久性的不可逆狭窄，早期只能反复做扩张手术且疗效不佳，最终只能做结肠代食管手术。患儿小小年纪就要做这么大的手术，未来的生活质量可想而知，不禁令人扼腕叹息。

诸如此类完全可以避免的由意外事故引发的伤害，在马里却时不时发生。对马里胸外科医生来讲，当务之急是做好防治，胸外科医生不仅需要提高诊疗技术，还要做好科学知识普及，向马里普通百姓普及化学溶液存放与管理知识。为此，我和马方胸外科医生一起针对这方面疾病的诊疗方式和预防措施开展了一次学术性研讨。

在马里医院，我除常规门诊以及与马方胸外科医生一起查房、手术外，先后开展了胸腔镜肺大疱切除术、肺楔形切除和肺叶切除术、保留背阔肌的小切口肺癌根治手术，还开展了一些高难度的复杂胸科手术，如两切口和三切口的食管癌根治术、胸腹联合切口的贲门癌根治术等。

基于马里医院当时医疗设备的条件，在我们医疗队还没来之前，所有要做心脏手术的患者都会送到国外医院去做。马里医院其实很希望我们这批医疗队员可以指导他们开展心脏外科手术。可是，巧妇难为无米之炊，由于缺少相关医疗设

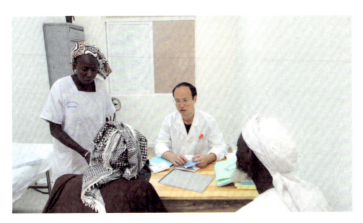

马里医助和屠政良一起看门诊

备，我也只能根据当时的条件，尽量利用已有设备，依靠经验来帮助当地患者。

我印象最深的是，有一天，我们中方儿科医生接收了一名先天性动脉导管未闭的患儿，他们让我过去会诊，诊断后我觉得这种手术不需要体外循环机，是可以用目前现有设备实施的心脏手术。经过前期与马里胸外科耶拿主任和多哥医生还有我们中方麻醉师的共同讨论，我决定给患儿实施动脉导管结扎术。

刚好那几天我们中马医护人员要组织外科基础培训，也包括护理方面的课程。马里院长告诉我，因为这个手术对马里医院具有里程碑意义，所以电视台的记者要过来，对这次培训以及心脏手术进行现场直播，我不由得有点压力了。

在马里医院组织一次培训是非常不易的事。就这次培训，他们差不多已经准备两三个月了。培训由马里医院胸外科组织，中方的医护人员主讲，内容为外科医护人员需要掌握的一些基本技能、围手术期的管理等。培训的主要对象为马里的外科医生、实习医生、外科护理人员，以及手术室的护士等。

培训第一天，马里医院的噶内院长和我们的金戈队长亲临现场，马里电视台给本次培训做了全程报道。医院刚刚安装好的手术演播系统也充分发挥了作用。我作为主刀，给马里的一位先天性心脏病动脉导管未闭的患儿成功进行了动脉导管结扎术，完成了马里共和国的第一台心脏手术。

手术现场播放演示，展示了医疗队精湛的医疗技术，充分表明了中国医疗队以马里医院为平台，发挥出了之前采用的分散式援助模式无法体现的综合实力。

"授人以鱼，不如授人以渔。"我们针对马里当地医疗规章制度方面的一些

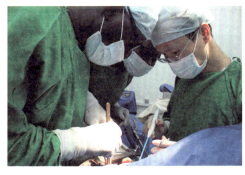

手术转播

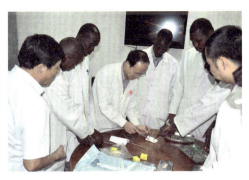

开展外科缝合技术培训

薄弱之处，结合他们的医疗条件，开设了首届外科基本技能培训班，经过多方努力得以顺利完成，在马里当地也取得了很好的反响。

对于外科手术患者而言，术后能否得到有效护理，是一个很大的问题。在马里，医护人员的无菌观念不够强，特别是在静脉留置针、引流管以及伤口换药的护理方面存在很大的不足。我们同去的医疗队队员中有护理专业人员，她们为这些高难度手术患者的术后管理起到了保驾护航的作用。

遭遇战乱

2012年，刚过完春节不久，在下班途中，我们看到街头很多商店关门了。晚上，我还听到远处传来噼噼啪啪的声响，当时还纳闷：怎么马里人也时兴放鞭炮？不久就接到大使馆的紧急通知，才知道原来马里发生了政变，那"鞭炮声"都是枪声！政变的士兵占领了巴马科电台和巴马科机场。记得援非前，听闻尽管非洲战乱不断，但是马里30多年来一直都是稳定的。没想到，我们这批医疗队却遇上了当地战乱，这也是我人生中第一次真实经历军事政变。

金戈队长让我们务必做好自身防护，整理一些必备物品，如手机、硬盘，还有钱币，一定要方便携带、抓取迅速。晚上，队长还挨个通知大家，夜间尽量不要开灯，以免目标太明显。幸好那场政变有惊无险，医疗队驻地没有受到冲击。

然而，到了2013年1月，马里战火自北而南熊熊燃起。马里政府于1月11日召开内阁会议宣布，即日起马里全国进入紧急状态。

虽然没在首都巴马科开辟战场，但大伙儿心里也淡定不起来，毕竟这是动荡的非洲。在开战的马里，我们要面临很多意想不到的事情，比如停电、停水、轰炸，以及武装组织潜入巴马科的可能性等。根据大使馆的要求，医疗队除去医院上班外，无特殊情况一律不准外出，活动必须"两点一线"。自开战以来，马里医院陆陆续续地接收了一些伤员。马里医院成立了医疗急救小组，中方医疗队员也处于应急状态，随时待命。

记得有一天晚上，我已经睡着了，迷迷糊糊中听到手机响起。原来是翻译徐老师给我打电话，他让我紧急出诊，同时紧急出诊的还有麻醉师、脑外科的医生，说是医院里接收了不少战场伤员，其中有一个胸部枪击伤的伤员，马方医生请求紧急援助。

我们一行人一起赶到马里医院，只见诊室里躺着很多患者，有意识不清的、有伤口流血的，也有大口喘气不停呻吟的，大部分光着膀子。为了方便辨识，当地人已经在伤员头上用龙胆紫编了号。

我接诊的那名伤员意识还比较清醒，那是一个因胸部枪击伤导致开放性气胸的伤员。在完成全身麻醉后，我根据术前 CT 定位，微创小切口开胸顺利地取出嵌在胸壁肋间的弹头，并修补了他受伤的肺组织。完成手术时，天已破晓。或许没有经历过战争的人无法体验战争所带来的那种痛苦、惊恐和无奈。看到马里的战乱局面，我非常庆幸自己出生在和平年代，没有经历过战争；庆幸自己的祖国国泰民安，由衷感谢强大的祖国。

收获友谊

转眼，只有 1 个月我们就要结束在马里医院的工作。星期天上午，受胸外科主任沙乔·耶拿教授的盛情邀请，外科系统的医疗队员去参加他特意为我们送行而设的家庭宴会。

那天，沙乔·耶拿教授的兄弟姐妹、一些亲朋好友以及马里医院胸外科的全体医生（共 4 名）也都过来了。耶拿教授出身于书香门第，有 2 个弟弟、4 个姐妹，自己有 2 个女儿、1 个儿子。在马里，一个家庭中只要父母还健在，兄弟就不能分家，这样一个大家族就共同住在这个占地 150 亩的大庄园中。

庄园里香蕉树、芒果树、油梨树遍布，树上结着一串串的果子，红色的三角梅开得正艳。大棚下已经摆好各种糕点、饮料，地上铺着地毯。一个漂亮而时尚的马里女人拿着麦克风用班巴拉语唱着欢快而婉转的歌，旋律、歌词都是即兴而作。听说这是主人特别邀请的马里著名女歌唱家。家庭宴会安排得简单而不失隆重。午宴开始前，耶拿教授把我们带来的礼物放在中间，隆重地告诉家人这是中国客人带来的礼物。在马里，礼物是要当面递给主人的，否则会引起误会。主人则要把礼物当场拿出来展示以表示接纳和喜欢。

午宴开始了。烤鱼、烤鸡、烤羊肉，水果沙拉、洋葱、茄子、土豆、古斯古斯（非洲小米做的主食）纷纷端上桌，美食令客人们应接不暇。唱歌、跳舞是马里家庭宴会的保留节目。马里人的热情使得中国医疗队队员们的矜持一扫而光，大家一起载歌载舞。

在耶拿教授家，我们感受到了马里人的好客与热情。

在马里的两年时光，匆匆而过，我们在合作中互相尊重，在工作的同时也播下了友谊的种子。

援非，是我人生中最不一样的经历。这段经历也让我真正意识到强大的祖国才是我们最根本的依靠。

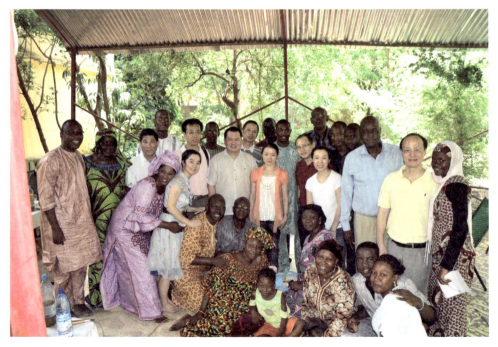

在马里收获友谊

非常日子：援非那些事儿

神经外科　李　谷

2013 年 7 月 19 日，杭城烈日当头，作为第 23 批援马里医疗队队员，我有生以来第一次出发前往异国他乡，去完成国家赋予的特殊使命；经历了两次航班延误，40 多个小时之后，我们终于踏上非洲的土地，抵达马里共和国首都巴马科。

医疗队的驻地位于巴马科市中心，宿舍楼是 20 世纪 60 年代修建的楼房，我瞬间感觉回到了儿时住在父母单位的家属楼的那些日子。好在宿舍楼设施维护得不错，加上每年国家对援外工作的投入，一切都能顺利运作。整个大院还安装了网络，虽然马里的带宽只有 512k，和国内无法相比，但这一切对我来说已经十分满足，唯一的要求是希望每日少停电（驻地基本上天天停电，只是时间长短问题）。

马里只有两个季节：旱季和雨季。每年 10 月、11 月逐步进入旱季，几乎大半年不下雨，旱季常高温，在每年 3 月、4 月，气温高达 40 多度。每年 5 月、6 月开始进入雨季。7 月、8 月的马里，几乎天天下雨，天气比较凉爽，和同时段高温不断的

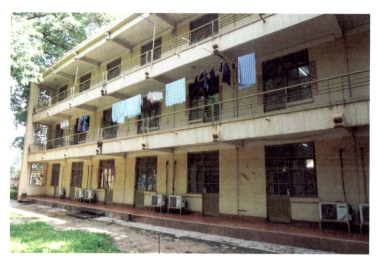

医疗队巴马科驻地宿舍楼

杭州相比，这里简直就是"天堂"了。队员们开玩笑说："来马里避暑了。"

我们的工作地点是名字来头很大的"马里医院"（法文：Hôpital du Mali。打个比方，相当于在首都北京，建一所医院，敢叫"中国医院"。怎么样，这名字够牛吧！）其实，这所"马里医院"由中国政府出资援建。在医院里走走，看到的都是熟悉的中文，很有亲切感。马里医院在马里算是现代化的三甲大医院了，但实际规模和国内的医院根本不能相提并论。医院规模不大，但配置完整，是拥有"内、外、妇、儿"的综合性医院。神经外科在马里医院算是外科系统的"重点科室"，有马方神经外科专科医生 3 名，加上我，共有 4 名专科医生，配置已算"充足"。在首都巴马科只有 2 家医院拥有神经外科专科，而马里医院的神经外科实力算是首都最强的了，因而患者也相对较多。整个马里都没有磁共振，因而对于我们神经外科来说，马里医院的 CT 机算是最高配置。对于血管性疾病，马里也没有 DSA（数字减影血管造影），只能做个 CT 增强，然后把数据拷回来，自己做 CTA（CT 血管造影术）重建。马里医院手术室一共就 3 间，其中神经外科的这间相对算是"豪华"的，有电钻、手术显微镜、内镜系统、手术监视系统等。而我抵达马里后的第一台手术——大脑中动脉瘤夹闭术，就是在这样的条件下完成的。在队友们的全力配合下，手术顺利完成，也算有了一个良好的开端。

马里医院位于巴马科的东南角，尼日尔河的南岸，每天早上医疗队从位于市中心的驻地出发，驱车 20 多分钟，经巴马科"三桥（Troisième Pont）"过尼日尔河，到达马里医院，开始一天的工作。这座"三桥"也是由中国政府援建的，名叫中马友谊大桥。由于之前尼日尔河上已经有了两座大桥，所以当地人都习惯性地称中国援建的这座大桥为"三桥"。马里医院就在三桥脚下，从引桥到马里医院全是柏油马路，每次司机总喜欢在这段"高速公路"上狠踩油门，过一把瘾。后来在巴马科市区逛过之后，才知道整个巴马科的市政建设非常落后，除了主干道是柏油路，市区很多道路还是石子路，甚至是烂泥路。在凹凸不平的道路上开车，是很难提速的，一下雨就泥泞，难走。

每天我们都准时于 8 点前到达医院，然后换白大褂，开始工作。神经外科一周有 3 天手术日（周一、周三、周五），剩下的周二和周四则是我的门诊日。门诊一楼大厅是挂号收费窗口以及药房，每天一进医院就可以看到，马里患者排着整齐的队伍在等挂号，秩序井然。神经外科的门诊在二楼，挂完号的患者都会在二楼候诊大厅安静就座，每天早上都会有一位工作人员在大厅向各位候诊的患者大声地讲述候诊须知，之后预检护士开始叫号，患者则一个个进入各个诊室。马里人对患者隐私十分在意，患者一进入诊室立即关门，看完后出去，下一位患者才会进来。

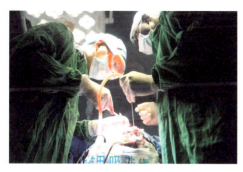

李谷和马里同事奥马尔·迪亚洛（Oumar Diallo）
行开颅手术

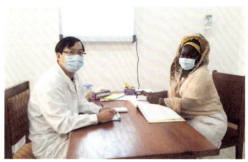

李谷和门诊助手马库拉·库里巴利（Makoura Coulibaly）
出门诊

我们中国医生的门诊都会配有一位助手，便于交流。我的门诊助手名叫"Makoura Coulibaly"，有个中文名字"小丽"。小丽热情、开朗，除了法语和邦巴拉语（当地语），还会说一点英语和简单的中文，这对我们工作的开展非常有帮助。马里人对医生十分敬重，据说患者去医院前都会沐浴更衣，换上节日服装，才来见医生。我在门诊看到的患者，确实穿着整齐，虽说有些患者衣服有些破旧，却也十分干净。另外，患者对医生所提的建议十分尊重，绝对不会质疑医生的诊治，如果我告诉患者需要手术，那么我接下来的事情就是完善各项术前检查和麻醉会诊，然后就是患者筹钱治病。在马里，患者的术前检查及麻醉会诊都在门诊完成，之后患者回到外科医生这边，预约手术日期，然后回家等待住院手术。神经外科的择期手术，患者等待2～3个月是很普遍的现象，患者也都习以为常，回家静待手术通知。当然，如果患者病情确实严重，就直接将其转到急诊处理。

马里医院由中国援建，急诊配置算是十分完备。有1个抢救复苏室（2个床位）、2个急诊观察室（共8个床位）、1个清创室，以及4～5个流动床位。因而，马里医院的急诊患者也不少，经常可以看到走廊上都躺着患者。每天都能听到急救车飞驰而来，甚至还有急救直升机运送患者到马里医院。马里医院的急救车是由越野车改装的，空间有限，和国内配置齐全的急救车没法比，但在巴马科街头穿梭的时候，性能优越，风驰电掣，数次让坐在副驾驶座上的我胆战心惊。幸好，听见救护车的警报声，车辆纷纷避让。

援非的日子里，生活很单调，由于当时马里刚经历了政变，北方还有战事，所以出于安全考虑，医疗队队员基本上就过着"驻地—医院"两点一线的生活。我每天一早到医院，先和马里同事去病房查房，然后去门诊或手术室，完成工作后回驻地，日复一日，周而复始。

马里医院的住院部是一幢两层小楼，与门急诊楼是相通的，一楼是儿科和内科病房，二楼是神经外科、胸外科和妇科病房。神经外科病房除了收治神经外科患者外，还收治骨科和五官科患者，而胸外科病房相当于国内的大外科病房，收治各类大外科的患者。由于神经外科患者较多，因而，我们科的患者经常会遍布各科病房。一般早查房我们都从妇科病房开始，因为我们的一些女患者会在妇科病房借床，男患者则会在胸外科病房借床，小患儿则安置在儿科病房。于是，我们查房从妇科出来就进入胸外科房间，再是神经外科，然后走到一楼去儿科病房，接着是重病患者，在位于急诊一楼的 ICU（重症监护病房），最后是急诊室。查房下来，医院基本上走了一圈。有意思的是，马里医院的住院床位的床单上，都印着各科的名称，所以进了不同的病房，有时可以通过识别床单知道这是不是我们科的患者。在马里查房时，医生、护士会一起查房，医生负责询问病情，开出医嘱和处方，护士推着病历车，负责记录。由于马里医院医药分开，所以医生每天开出的处方是交给患者，由患者拿着处方自行购买，然后再由护士执行。我们经常可以看到患者的床头柜上放着一个大纸板箱，里面就是买来的药品，换药的纱布、绑带、胶布、手套之类的，所以，病房的护理台和治疗室空空荡荡，见不到国内这样大瓶小瓶摆满一屋子的景象。

马里医院从外观看上去建得不错，但病房条件实在简陋，大房间设有 8 个床位，小房间设有 4 个床位，病房内只有病床和床头柜，床上只有一张床单，没有枕头，也没有病号服，房间内没有卫生间，只在走廊一头设有公共卫生间。神经

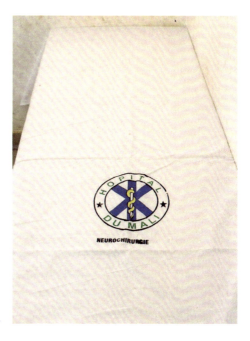

神经外科的床单

外科病房内监护仪之类的设备根本就见不到，输液架是临时搁置的，床边护栏缺损严重，好几次见到患者从床上坠落，呼叫系统似乎就是摆设，没见起太大作用过。为了一些特殊患者的需要，病房里设有 VIP 单人房间，设施相对于普通病房要豪华得多，有独立卫生间、空调以及电视，但空间狭小，医护人员一进去，就显得十分拥挤。查房时，绝大多数患者都很安静，一个个趴在床上，等着医生护士。而家属则多数围坐在大楼外的树荫下，医生有事的时候在窗口呼一声，他们才会进来。因而，病房条件虽然简陋，但整体上还是整洁、宁静的。病房有专人负责管理，查房后医生开出出院医嘱，病房总管就会安排患者出院，收治新患者。新患者入院也很简单，把患者领到床边，铺上一张神经外科的床单，就算安置入院了。

马里人看病到底贵不贵呢？看我来给大家算一算。

马里人工资收入差别较大，普通职工平均月工资约为 5 万～6 万西非法郎，折合人民币 600～700 元（按目前 1：85 的汇率计算）。马里医院门诊的挂号费是 1500 西非法郎，差不多占月收入的 3%，这还不算购买药物的费用。马里的药物基本靠国外进口，因而药价普遍较高，比如我们神经外科最常用的抗生素头孢曲松，1g 包装的针剂，国内基本在 20 元人民币左右，而马里药房的售价为

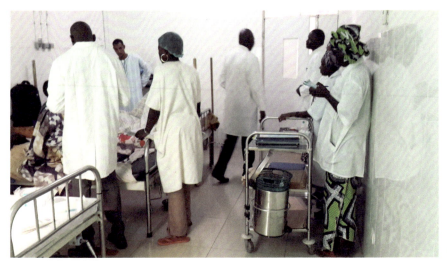

医护查房

4075 西非法郎（折合人民币约 50 元）。因此，患者每次看病，挂号费加上药费，就算不做任何检查，也要花费 5000 ~ 10000 西非法郎；如果做一些辅助检查，费用就更高了。先看一下马里医院的检查费用，如我们外科最常用的术前检查，血常规＋血型，国内价格大约为 40 元，而马里医院需要 5000 西非法郎（折合人民币大约 60 元）。再如，马里医院比较"高级"的检查就是 CT 扫描。在国内，头颅 CT 平扫是比较常用的检查，价格也就 200 多元，而马里医院的 CT 扫描需要 49600 西非法郎（折合人民币大约 580 元）。因此，对生病的马里人来说，到医院看一次病可不便宜。很多马里人生病后会先找当地"土郎中"治疗。我们在门诊经常会遇到病情拖延至十分严重才来医院就诊，导致治疗起来十分棘手的患者。在佩服马里人忍受病痛的耐力的同时，也十分同情这些患者。门诊时常会遇到给患者开了 CT 检查单，但患者很久都没来复诊，助手告诉我他们可能去筹钱了。有一次，我在门诊遇到一个脑积水的患儿，8 月份开出的 CT 检查单，12 月份才做好 CT 来复诊。有时，患者会直接告诉我没钱做检查，要求给配点药就算了。因而，我在门诊首诊的患者，一般都是先考虑药物治疗，如果经济状况允许才做进一步检查，明确诊断。接下来说说住院手术患者的费用，马里医院对于住院手术患者实行的是打包收费，不管住院时间长短、治疗项目多少及手术大小，住院患者一次性收取 4 万西非法郎（折合人民币大约 470 元）。一开始我觉得很便宜，但仔细一问，才晓得这 4 万西非法郎不包括床位费、检查费、药费、医疗耗材费。比如我们神经外科 8 个人的大房间，每天的床位费是 1000 西非法郎，四人间是 2000 西非法郎，VIP 单人间则要 1.5 万西非法郎（好像比国内 VIP 病房还要贵）。住院期间的所有验血、验尿及其他辅助检查都是医生开单，患者另外付费。住院期间的药物也是由医生开出处方，患者自行购买，然后交给护士上治疗。最让我不适应的是，所有医疗耗材，比如输液器、针筒、纱布、胶布、消毒用的碘伏，甚至医生检查及换药用的医用手套，也是由医生开处方后由患者自行购买。手术当天，所有手术室需要用到的耗材也是由术前医生开出处方，患者预先购买，然后一并拿到手术室供医生在手术时使用。后面附图列出我们神经外科常规术前所需购买的耗材及术中用药的处方单，包括消毒的碘伏、纱布、手术刀片、

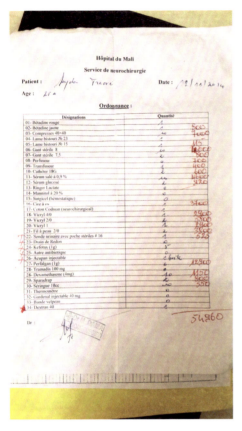

神经外科术前处方单

无菌手套、输液器、输血器、注射针、导尿管、导尿袋、缝针、缝线、引流管、胶布、绷带、骨蜡、止血纱布、棉片、生理盐水、葡萄糖液、甘露醇、抗生素、激素、右旋糖酐、苯巴比妥、体温计，等等。也就是说，在国内由医院提供的所有医疗消耗物品，都要患者自行购买。

总的来说，一位神经外科的住院手术患者，一切顺利的话，大致需要20万～30万西非法郎（需要人工材料植入的费用另加，比如脑积水分流手术，大约需要35万西非法郎）。这对于大部分马里患者来说，实在是一笔巨大的开支。因而，在马里经常会在手术当天出现患者因为没钱购买手术所需用品而被迫暂停手术。在马里，"没钱"似乎是一个司空见惯的理由，没钱可以不做任何辅助检查，没钱可以不换药，没钱可以不住院，没钱可以不手术，没钱可以暂停所有治疗。大家也都能接受这个无奈的理由，没有抱怨、没有投诉、没有纠纷，有的只是默默地接受"命运"的安排。

中国自1968年向马里派出第一批医疗队，对马里展开长期一贯的医疗援助，出资援建马里医院，每年援助马方相当数量的医疗物资，中国医疗队给予马里患者的所有药物也都是由中方免费提供。在门诊，每每遇到"看不起病"的马里患者，我们尽力给予帮助，尽力减少患者的痛苦。

医者仁心，大爱无疆。

愿中马友谊之花常开不谢，中马友好合作永续前行。

恪尽职守，播撒大爱

骨科　楼险峰

　　从 1968 年开始，浙江省承担了援助马里医疗队的选派任务，并在长达 50 多年的卫生援助工作中倾注了几代医务工作者的汗水和心血。马里地处西非中部，是世界上最贫困的国家之一，环境恶劣，条件艰苦，疾病肆虐，缺医少药。来自中国的"白衣天使"救死扶伤，在为马里人民的健康、福祉辛劳付出的同时，也为中马两国关系的发展做出了巨大贡献。2015 年 7 月 21 日，我有幸作为浙江省第 24 批援马里医疗队的一员，肩负浙大一院干部、职工的信任与嘱托，跨越千山万水，奔赴沙漠深处的古国马里共和国，作为一名骨科专家，开始在马里医院展开为期两年的援非工作。马里医院位于首都巴马科东郊，是中国援建的首家综合性医院，隶属马里卫生部，于 2011 年 9 月开业，是一所集医疗、科教、急救、保健等于一体的国家级医院。马里医院没有当地骨科医师，所有临床工作均由中国医师承担，是门诊患者最多的科室。

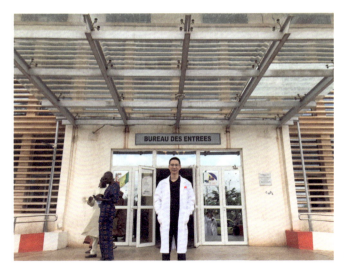

楼险峰于马里医院门诊大门前留影

缺医少药，病痛肆虐

在马里共和国，医疗卫生条件极差，卫生资源奇缺，缺医少药现象严重。马里国普通人民生活水平低，看不起病、买不起药是普遍现象，患者因为经济原因放弃手术、放弃治疗也是常有的事。由于生活、卫生条件差，马里感染的患者很多，化脓性骨髓炎、慢性溃疡很常见，很多患者因没有得到及时有效治疗，病情已转为慢性迁延不愈，给进一步治疗造成很大困难。一个9岁患儿，4岁时因为外伤造成右侧小腿感染，因家庭贫困未得到及时治疗，继发胫骨慢性骨髓炎，反复流脓溃疡。到我门诊的时候，他的整段胫骨已成死骨裸露在皮外，整个创面令人触目惊心。这样的患者后期即使得到治疗，也将遗留终身残疾，让人心痛。见到一个个这样的患者，相较于祖国的繁荣昌盛，社会稳定、和谐，人民安居乐业，我感慨万千，一股浓烈的爱国、爱党情绪油然而生。曾经，祖国老百姓的生存状况也与此相似，是中国共产党，带领全国人民不仅实现了民族独立、人民解放，而且实现了中国人民从站起来、富起来到强起来的伟大飞跃。有了对比，才更懂得珍惜！

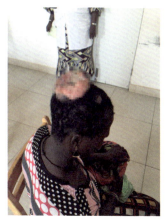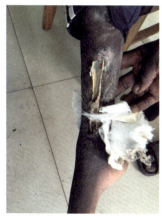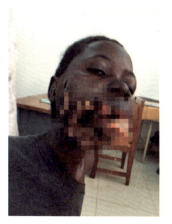

在马里接诊的一些特殊病例

医无国界，大爱无疆

　　浙江省第 24 批援马里医疗队共有 31 名队员，大家远离亲人，冒着恐袭与传染病肆虐的风险，扎根马里两年，为马里人民的健康事业做出了自己的贡献。医疗队自带医疗物资与药品，免费提供给当地百姓使用，实实在在地帮助了千千万万个深受疾病折磨的马里患者。2017 年 1 月 17 日，23 岁的马里小伙阿米度（Amidou）被家人抬到我的门诊就诊。阿米度因为高处坠落受伤已瘫痪在床达 2 个月，却因无法承担高额医疗费只能放弃治疗。其家人打听到中国医疗队提供免费医疗，抱着试试看的心态来马里医院就诊。我接诊后发现患者 L2 椎体爆裂性骨折脱位，伴神经损伤。病情虽然已延误 2 个月，给后续的治疗和康复带来了困难，但我还是马上为阿米度安排了手术治疗。由中国医疗队免费提供药品和器材，我给阿米度做了骨折切开复位 + 椎管扩大神经松解修复 + 椎体间植骨融合内固定手术，手术很成功。术后阿米度康复也非常顺利，术后 3 个月时他已恢复正常行走。复诊的时候，阿米度拉着我的手，一个劲地说："Merci！ Merci！"（谢谢！谢谢！）。

　　马里人民民风淳朴、热情好客，医患关系和谐。患者对中国医生非常尊重。不管是远道而来的患者还是本地的患者，来马里医院就诊前，他们都会洗漱打扮，

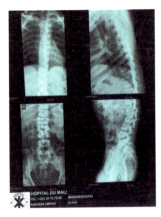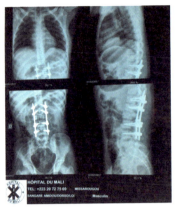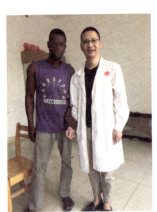

复诊时阿米度拉着楼险峰合影留念

有经济条件的患者会穿上漂亮的马里服饰 Bazin[①]，以示对医生的尊重。医患见面先热情问候，随后才开始问诊。和谐的医患关系，为医疗队顺利开展工作创造了良好条件。医疗队员在马里撒播爱的种子，收获的是中马人民深厚的友谊。

医疗队积极发扬"不畏艰苦、甘于奉献、救死扶伤、大爱无疆"的援外工作精神，将中国的医疗技术和药品器械带给当地贫穷的普通百姓，解其病痛。医疗队不仅提供了精湛的医疗技术，而且付出了辛勤的劳动、奉献了满腔的爱心，有力地促进我国的外交工作，为祖国赢得了赞扬。援非任务圆满完成后，我被马里共和国总统授予"卫生骑士"勋章，我们第 24 批援马里医疗队也光荣地被国家卫生健康委员会授予"全国援外医疗工作先进集体"称号。

这段难忘的援非经历，也将成为我珍藏一生的财富。

---

① Bazin：一种精美的全棉提花布料，其抛光面有着独特的光泽，在西非地区很流行。

重建眼科，再续前"援"

眼科　周天安

2018 年 2 月 14 日，中国农历腊月廿九，在马里共和国首都巴马科马里医院静谧的手术室中，我和援非医疗队的手术室护士正在有条不紊地为马里医院第一台白内障手术做术前准备。清点手术器械，测试手术设备，确认一切正常后，手术按计划进行。麻醉、手术切口、白内障摘除、人工晶体植入、闭合手术切口，手术顺利结束。第二天复查，患者裸眼视力由术前的手动恢复到术后 0.6，患者及其家属都很开心。这也是中国出资援建的马里医院建成后开展的首例眼科显微手术，也是马里中断了多年的眼科援助重启后开展的首例显微手术。

时间回到 2017 年。记得那年农历新年刚过，我收到了浙江省卫生健康委员会的通知，浙江省第 25 批援马里医疗队的队员名单确认，我也有幸成为其中的队员之一。由于马里是法语国家，队员们在赴马里前需要接受语言培训，所以这也是医疗队队员首次见面，大家齐聚杭州，共同学习法语。于是，我得以重返课堂，仿佛时光倒流，我又回到了学生时代。怀着愉快的心情，

5 个月的培训很快就结束了。在出发之前，作为 20 世纪七八十年代最早一批援马里医疗队的眼科医生，浙大一院眼科援非老前辈马丽卿老师、谢毅杰老师给了我很多的建议和鼓励，让我对援非工作有了更多的认识，做了充分的准备。马里医疗队中断了多年的眼科援助再次重启，说明当地眼科治疗需求迫切，援非眼科医疗将赓续征程，为马里人民带去优质的浙江技术。

2017 年 7 月 21 日，浙江省第 25 批援马里医疗队正式启程。经过 24 小时长达 1 万多千米的飞行后，我们降落在马里首都巴马科赛诺机场。由于之前就眼科诊室的装修问题有所沟通，我本以为会有一个干净、整洁的空间，放上我们带去的眼科设备就可以开诊。然而，实际情况却是诊室的隔断，与当初给我的图纸完全不符，历时近 3 个月，一个 30 平方米的诊间依旧一片狼藉。在医疗队与马方的积极沟通下，眼科在我们到达半个月后开启接诊。我们在随身行李中携带了裂隙灯、眼底镜以及部分眼科专科用药，这也基本满足了眼科一些常见病诊治所需。随着眼科工作的逐步开展，患者数量也逐渐增加，病种也越来越多样，而辅助检查手段却有限，这对我的专业知识也提出了新的挑战。特别是眼压计未到，而马里开角型青光眼患者又不少，这给这类疾病的诊断以及用药效果判断出了一个大难题。因此，详细的病史询问、仔细的体格检查、国内的诊治经验就成了重中之重。此前巴马科设有眼科的公立医院只有 IOTA 医院这一所。从此以后，马里医院眼科成为巴马科第一个公立综合性医院眼科，除了日常诊疗外，还需要承担医学生的实习及带教任务。

2018 年元旦，我们心心念念的援非物资终于抵达医疗队驻地，眼科的设备包括裂隙灯显微镜、非接触眼压计、眼科 AB 超、视野计、手术显微器械、手术显微镜，以及眼科药品等都到了。我兴奋地拆箱组装并调试设备，却在打开显微镜货运箱的瞬间，愣住了，显微镜目镜、物镜组件从显微镜镜臂上脱落并损坏。我向医疗队队长报告了这一情况，队长立马联系浙江省卫生健康委员会以及手术显微镜工程师，确定维修方案，并委托往返马里的国内同胞帮忙携带维修需要的器械设备到马里医院。我在医疗队队员的帮助下，在不那么流畅的国内工程师视频通话指导下，花了一个下午的时间，终于修好了这台手术显微镜。

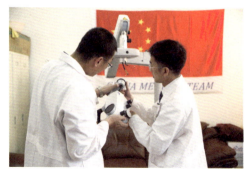
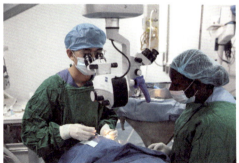

周天安与医疗队队员潘伟伟主任一起维修显微镜　周天安与助手拉马图莱·凯恩（Ramatoulaye Kane）行眼科手术

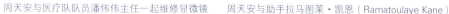

　　因为眼科手术在马里医院是首次开展，在开展手术前，我做了充分的考查与评估工作，从手术室是否具备眼科手术条件，到手术所需药品、器械、晶体、应急用品等是否一应俱全，设备是否正常运行，等等。马里医院有3间手术室，所有手术混用，手术室没有层流，这极大地增加了眼内手术感染的风险。针对这些情况，我根据国内白内障手术专家共识以及眼内手术操作规范，制定了一套适合马里医院的眼内手术操作流程及规范。

　　一切就绪，我迎来了首例白内障手术患者——一位62岁男性患者。他左眼视力只有手动，也就是只能看到手在眼前晃动。经过检查，我发现患者左眼晶状体白色混浊，在完成了眼部相关检查并排除手术禁忌后，顺利完成了这台手术。手术结束后紧接着迎来祖国的农历新年，这也是我送给自己的最好的新年礼物。

　　伴随着眼科日常诊疗的开展，眼科带教也在有条不紊地进行着。眼科实习生从开始的1位，发展到最后共计4位。对于马里医院来说，一个科室有这么多实习生还是第一次，院方也建议我减少实习生人数。经过综合考虑，并与学生充分沟通后，我和马里医院商定在我任期内不缩减实习生人数。带教期间，我发现当地医学教育存在很多不足，比如实习生对裂隙灯灯光运用不合理、眼底镜使用不规范、无菌观念缺乏、眼科知识掌握不佳、当地医院眼科带教不规范，等等。由于语言沟通存在困难，我让他们拿来了法语版的眼科手册，每次看到典型的病例时，在征得患者同意后，都会让他们轮流检查，并提出诊疗意见，随后我再通过

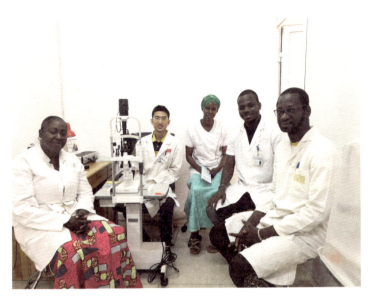

周天安在眼科诊室与实习生及助手合影

教科书详细讲解该病种的诊治。空闲时，我选择门诊常见的屈光不正、老视、白内障、青光眼，全身病如高血压、糖尿病相关眼病等知识，给他们讲课。通过近1年的不断努力，实习生们取得了明显的进步，掌握了眼科常见病的诊疗规范，其中一些不规范的操作也基本得到了纠正。

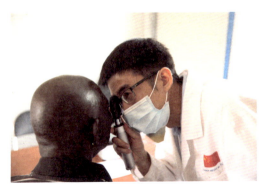

卡伊义诊时，周天安为马里当地患者检查眼底

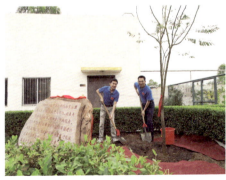

周天安与魏建功主任共同培土，种植50周年纪念树

　　此外，我们医疗队还和法国慈善机构联系，给马里盲人足球队队员做了体检，并到当地的盲人学校义诊，与法国慈善机构合作为有复明希望的马里盲人进行手术与治疗，取得了很好的反响。我还随医疗队到马里各偏远地区进行义诊，为在马里中资企业员工进行体检。最远到达距离巴马科600多千米的卡伊，车程大概12个小时，路况极差，还需要经过很长一段的无人区。此外，我还去了离马里北部战区较近的塞古进行义诊，为他们送医、送药。

　　历时一年半的援非医疗经历，至今历历在目。我去过眼科前辈曾经工作的医院和驻地，沿着他们走过的路前行，相信我们将越走越好。至今，"不畏艰苦、甘于奉献、救死扶伤、大爱无疆"的援外医疗队精神，仍深深地刻在我的心里。

记我在马里医院做麻醉医生的日子

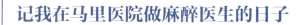

麻醉科　潘彩飞

　　作为第 26 批援马里医疗队的一名麻醉科医生，我于 2019 年 1 月至 2020 年 9 月参加了为期 20 个月的援外工作，在西非那片辽阔而贫瘠的土地上，践行和弘扬了"不畏艰苦、甘于奉献、救死扶伤、大爱无疆"的援外医疗队精神。

　　马里医院是中国于 2012 年在西非援建的大型医院，其规模、综合技术在马里当地排名居于第三位，神经外科和胸外科在西非排名居于第一位。马里医院有 4 名在职有资质的麻醉医生，但他们主要在重症监护室和急症室工作，所以临床麻醉工作主要由我们中方麻醉医生带领马里的麻醉助手完成。这里的手术采用预约制度，择期手术基本是在周五把下周的手术都排出来。但其实每天的手术安排变动很大，安排好的手术经常会被取消，很大一部分原因是患者筹不到钱；另外也有部分原因是患者病情先于手术排期时间恶化，等不到手术那天。在马里，急诊手术特别多，随时都有可能安排急诊手术。至于麻醉术前会诊，则都由马里医生负责，很多患者术前会诊都是 1 个月甚至几个月前就已进行完毕，直接导致部分会诊结果只能作为参考。

手术室的仪器设备都是中国援助的，但由于缺乏维修、保养，很多仪器开始老化，故障频出，比如麻醉机参数设置不精确，实际的潮气量和设置的潮气量不一致，有时甚至出现罢工现象。这里一次性耗材和常用药物也常常短缺，很多时候都只能将就使用，这也给我们的麻醉操作和术中管理带来了极大的挑战。

马里医院目前有3间手术室，月手术量一百余台。手术科室里，神经外科和胸外科是强项，小儿手术也非常多。神经外科以颅内肿瘤、动脉瘤以及脑积水患儿为主，胸外科手术以脓胸为主，小儿手术患儿很多是患了先天性疾病。到马里医院工作以后，为了给马里人民提供安全、舒适的麻醉服务，我结合当地人民的生理、心理特点，探索不同人种对麻醉药物敏感性和耐受性的差异，选择合适浓度及剂量的麻醉药物，为其制定个性化的麻醉方案。同时，我积极参与带教，为马里的麻醉助手及实习医生示范纤支镜引导下气管插管、深静脉穿刺置管、硬膜外穿刺置管及各类神经阻滞穿刺技术等，制定规范化的麻醉操作流程，总结各类手术的术中管理要点，提高本地麻醉医生的临床麻醉操作和管理能力，为马里医院培养能独当一面的麻醉医生尽自己的一份力。

马里医院的工作环境相对轻松，只要我们医生尽力为患者提供医疗服务，就会很少出现医疗纠纷；但马里医院的硬件设施和药物均非常匮乏，这给我们的临床工作带来很多挑战。我们只能因地制宜，尽力做好本职工作，为当地人民消除病魔，解除疼痛，守护其生命。

生命之重，爱莫能助

在援非期间，我碰到过形形色色的手术患者，也给很多患者提供了安全保障，守护了他们的生命，但有些时候因为各种条件的限制，未能做得尽善尽美。其中有一个患者让我印象深刻，并心生遗憾。那是一位50岁的男性患者，因"气促"来马里医院就诊。第一次就诊时，我考虑患者甲状腺肿大明显，建议做CT检查以明确气道压迫情况，1个月后患者来做CT检查，气管极度右偏，声门处明显狭窄。

又过了 1 个多月，患者来住院准备接受手术治疗。患者身体基本状况尚可，无基础疾病。入室后患者述平卧明显气促，我考虑到患者甲状腺肿大压迫气道，则采用适当镇静镇痛下保留自主呼吸插管，但因患者声门暴露困难，未能顺利插管，于是建议其暂缓手术，待我与甲状腺外科、五官科等多科室一起讨论后再行手术治疗。但等我们做好一切麻醉计划以及插管困难的应对措施，等待该患者行手术治疗时，马方医生告知我们患者已经放弃治疗，出院了。听到这个消息我们都很难过，并通过随队的翻译以及马方医生帮助寻找这位患者，均未果。我们知道不及时做手术对这个患者意味着什么，这可是一条鲜活的生命，年仅 50 岁，而且并无其他基础疾病。该患者第一次就诊时甲状腺已经明显增大，为了做颈部 CT 检查，筹钱花了 1 个月，之后为了住院又筹钱 1 个多月，这期间甲状腺肿大又进一步加剧，最后竟然还放弃了手术机会。马方医生跟我们解释说马里这边这样的情况并不少见，这也是马里人对待疾病的一种态度。然而，我还是不能接受这名患者如此轻易放弃治疗，因为只要经过手术治疗，该患者就可以明显改善生活质量并且延长生命。这之后很长一段时间，我都希望能再次碰到这位患者，但是他再没来过医院。我为这位患者得不到有效的救治而难过，虽然马里人对待生命的态度是坦然的，但是对于这位患者放弃治疗，我内心久久不能平静。

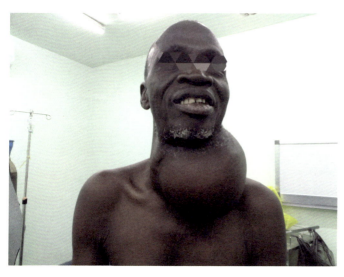

马里甲状腺肿大患者

可爱的孩子们，愿你们能健康快乐地成长

在马里，随处可见可爱的孩子们快乐玩耍的身影以及他们天真无邪的笑容，那是一种简单、健康成长的幸福。但是在马里医院的手术室里，同样可以见到很多小儿患者，每天都会碰到好几例。虽然习以为常，但我还是不能释怀。这里婴幼儿患者很多是因为先天性疾病来接受手术治疗，如先天性肛门闭锁、先天性胆道闭锁、重度脑积水、先天性脊髓膨出，等等，以及因家长对幼儿看管不严，误食腐蚀性物品造成食管狭窄，而需要行食管扩张或者结肠代食管等手术治疗来解决进食问题的患儿。这些患儿大部分都要接受好几次的手术治疗，但是预后也不一定良好。每次看到这些婴幼儿躺在手术床上，流露出无助、害怕、惊恐的眼神，或者听着他们声嘶力竭的哭喊声，我都会由衷心疼这些可爱的孩子们，都会忍不住抱一下他们，抚摸他们，安慰他们。真希望这些孩子能够消除病痛，有一个健康的身体，拥有快乐的童年！

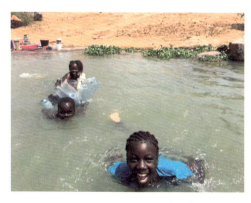

自在游泳的马里孩子

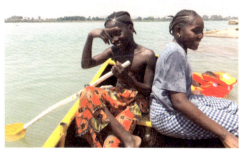

快乐玩耍的马里孩子

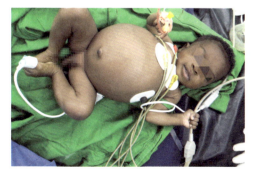

先天性巨结肠患儿

"疫"往无前，二次援非

检验科　郭仁勇

2004 年，我经组织选派加入中国第 11 批援中非医疗队。年轻的我怀着一腔热忱却又忐忑的心情远赴中非共和国，在首都班吉友谊医院工作生活了 2 年。中非共和国地处赤道附近，属热带雨林气候，不仅气候炎热，而且疟疾、丝虫病、艾滋病等疾病盛行。由于刚刚经历过 2003 年动乱，2004 年，当地局势依然动荡。近 20 年前的中非共和国医疗条件非常落后，当地百姓生活贫苦，缺医少药严重，所患疾病往往迁延数月或进入晚期才来就医。医疗队在外，生活环境相当艰苦，队员们经常要面临频繁停电、停水的日子，需要在自留地上种点蔬菜以补贴食堂。当时的非洲还处于没有无线网络的年代，国际长途话费非常昂贵，队员们仅靠医疗队办公室的一台拨号上网电脑收发邮件来定期联系家人，寄托思念。虽然工作和生活中存在诸多困难，但是面对每天络绎不绝的非洲患者，我们医疗队 16 名队员铭记援外使命，在中非共和国这片热土上每天都踏踏实实地完成医疗工作，热心帮助非洲朋友解除病痛。

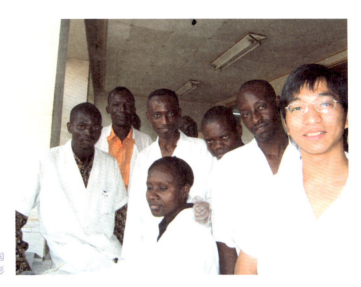

郭仁勇（右1）与中非共和国
友谊医院检验科同事合影

很多年过去了，在中非的援外经历，却依然历历在目。我国外交部原部长李肇星也曾经在非洲工作过七八年，他说过一句话，"不到非洲怕非洲，到了非洲爱非洲，离开非洲想非洲"。这句话真切反映了所有援外人的心声。20 世纪五六十年代，许多非洲国家摆脱殖民统治获得独立，并且纷纷与我国建立了外交关系。1971 年，就是这些非洲朋友用轿子把新中国抬进了联合国。中国开展医疗援外工作几十年，医疗队员们前赴后继，薪火相传，不断夯实着中非友谊桥梁，传承中非友谊。非洲人民虽然生活疾苦，常受病痛折磨，但对生活一直保持着热爱、乐观和希望。中国医疗队在受援国当地非常受欢迎。当地民众对于中国医生充满着期待、尊敬和信任。走在路上，非洲同胞都会主动走上前来用中文"你好"热情地打招呼。作为援外医疗队员，我能够有机会接过传递爱的接力棒，实实在在地帮助非洲当地民众缓解或解除病痛，这是件令我非常荣幸且感到欣慰的事情。

2020 年，新冠肺炎疫情在全球肆虐蔓延。马里共和国地处西非大陆，撒哈拉沙漠以南地区，是世界上最贫穷的国家之一。由于医疗条件较差，防疫基础非常薄弱，马里成为新冠肺炎疫情的重灾区。1960 年 8 月，马里联邦解体，同年 9 月宣布独立。1 个月后，10 月 25 日与中国建立外交关系。从 1968 年开始，中国政府向马里派遣援外医疗队，至今已有 50 多个年头。2020 年的中秋节和国庆节是同一天。次日，我很荣幸作为第 27 批援马里医疗队的一员，再次踏上了援非的征程。

携手抗疫，共克时艰

虽然距离第一次援非回来，已经近 15 年过去了，其间中国社会经历了高速发展的时代，而马里仍然是全球经济非常落后的国家之一，当地医疗资源依旧非常匮乏，医疗技术依然很落后。当地不仅恶性疟疾、艾滋病、霍乱、脑膜炎等流行病常年盛行，加上新冠肺炎疫情持续蔓延、武装政变导致过渡政府状态持续，疫情和安全均面临非常严峻的形势。

医疗队的工作地点位于首都巴马科郊外由中国政府援建的马里医院。我们到达马里之后，发现整个国家防疫物资紧缺，许多民众没有能力购买并佩戴口罩。马里医院内没有类似国内发热门诊的新冠病毒肺炎救治点，没有"三区两通道"的设置，医务人员暴露于新冠病毒肺炎中的风险非常高，疫情防控难度非常大。全体医疗队员按照国家和浙江省卫生健康委员会的要求，严格落实疫情防控政策，不管天气多么炎热，我们坚持每天穿着防护服开展各项临床工作，坚守在马里医院新冠病毒肺炎诊疗第一线。医疗队第一时间成立了新冠病毒肺炎诊疗专家组，建立每周开展新冠病毒肺炎诊疗病例讨论会的交流机制，对新冠病毒肺炎患者病房的疑难病例和危重症病例进行深入讨论，制定详细的诊疗方案，为马里当地以及近 5000 名华人新冠病毒肺炎患者的救治构筑生命防线。医疗队建立了远程视频、线上会诊和沟通的渠道，依托国内的医疗资源，保障马里医院新冠病毒肺炎患者的诊疗需求，并把国内的抗疫心得及新冠病毒肺炎患者的诊疗经验介绍给马里医院的同事，努力推进合作抗疫常态化、具体化、实效化，提升马里医院新冠病毒肺炎的诊疗水平。

在我们这支医疗队的整个援外期间，新冠肺炎疫情一直伴随左右。当地的核酸检测能力很有限，但新冠病毒核酸日检测阳性率长期处在 10% 以上。医疗队队员身边的很多非洲助手和同事相继发生感染，这给医疗队开展临床工作带来严峻考验。马里医院虽然设有重症监护室，但是配备呼吸机的数量很有限，更不可能具备国内单间隔离、负压病房等条件。在疫情高峰时期，医疗队同时收治仅华人新冠病毒肺炎患者就高达 50 多名，使得我们仅有 23 名队员的医疗队承受着巨大的压力。疫情形势复杂且严峻，队员们虽然心情紧张，害怕感染新冠病毒肺炎，但从未因此而退缩。医疗队全面推进各项门诊、急诊、病房和手术工作，保质保量执行各项援外任务。在当地有限的医疗条件下，医疗队全体队员时刻坚持和服从全队的疫情防控常态化管理，坚决守住疫情防控安全底线，时刻提醒保护好自己，保护好医疗队其他队员，保证医疗队整个援外工作得以正常开展。

马里新冠病毒核酸检测能力低下的情况，不仅使得新冠肺炎疫情流行情况无法真实体现，而且给众多出国的人员造成诸多不便。在医疗队抵达马里不久，我便积极联系和协助筹建马里医院的分子生物实验室，指导马方人员进行实验室空间布局、设备和人员配置等方面的优化，并顺利开展了新冠病毒肺炎、乙型肝炎、艾滋病等病毒核酸项目的检测，方便周边民众和在马华人接受新冠病毒核酸检测。此外，由于马里政府不具备新冠疫苗的研发和生产能力，所以他们的新冠疫苗完全依靠国际援助。中国政府通过双多边渠道先后向马里提供了 710 多万剂新冠疫苗，用实际行动弥合"疫苗鸿沟"。在中国驻马里大使馆的安排下，国产科兴疫苗的集中接种"春苗行动"就在马里医院进行。医疗队全体队员全程参与了"春苗行动"的健康保障工作。

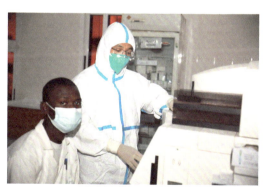

新冠肺炎疫情在马里持续蔓延，郭仁勇（右1）坚守一线，开展临床检测工作

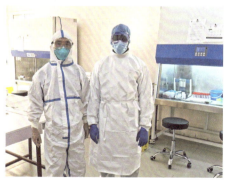

郭仁勇（左1）协助马里医院建立分子生物实验室，开展新冠病毒核酸检测等项目的检测

"授人以鱼"，不如"授人以渔"

相较于多年前的中非共和国友谊医院，马里医院检验科多了不少小型自动或半自动的仪器设备。这些仪器大多由中国、法国等国家无偿援助，但是这些设备缺乏正规的周期维护保养，而且当地缺乏技术支持和维修人员，由此导致许多设备长时间处于等候维修状态，甚至经久失修，无法使用。因此，在马里医院经常会出现本该当天签发的报告，可能要等几天甚至一个礼拜才能签发。幸好非洲人民比较淳朴，医患关系和谐，没有医疗纠纷。援外期间，我除了完成临床标本检测报告之外，不得不利用自己的休息时间，主动与国内技术人员取得联系，并运用国内多年工作积累起来的专业知识，担当起检验科的仪器工程师的角色，并向非洲同事们介绍最基本的维护维修技能和故障排除方法。令人惊讶的是，实验室里虽然有简易组装的仪器检测去离子水装置，却没有水质监测装置。我自费从国内购买了水质监测笔，通过航空从广州转运到马里；同时，及时和检验科同道讲解水质对检验结果的影响，并每天监督，以保证检验结果的准确性。

自援外工作开始大约 3 个月后，马里医院检验科搬进了两层楼的新大楼。更让人欣喜的是，检验科拥有了简单的实验室信息系统，可实现部分设备检测结果自动传输。但是，实验室还缺乏完善的制度文档。我根据科室实际情况整理撰写相关制度规范、操作规程、质控规则和报告审核制度等，并将其翻译成法文，与非洲同道深入交流，还通过开展临床带教和培训提高员工知晓率。同时，重点关注实验室的室内质量控制工作，制定了室内相关质量控制标准操作规程，规范失控处理流程，监督执行室内质控，为检验数据提供质量保证。

马里医院检验人员对于细胞形态学的诊断能力非常薄弱，我还负责和解决马里医院检验科及外部实验室送来的外周血和骨髓细胞形态学等疑难问题。在马里有骨髓细胞形态学诊断能力的医生非常少，由于路途遥远和交通不便，许多身患白血病的患者都要历经劳碌与奔波才能来院治疗和复查骨髓片，因此他们每次复查都来得很晚。尽管骨髓检测复杂且费时，但是这些患者因为经济条件不允许，不能住旅馆。如果不能当天出报告，就意味着患者当晚要露宿街头。因此，不管

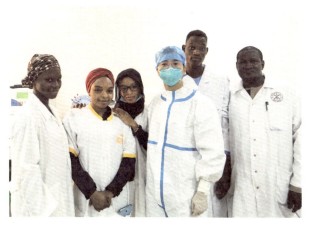
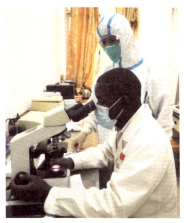

郭仁勇（右3）与马里医院检验科同事合影 　郭仁勇带教马里医院检验人员，予其
血液细胞形态学等技术指导

多迟，我必须加班加点，以便及时、准确地为患者检测和签发报告，为患者减轻痛苦，缩短他们等待的时间。

援外期间，许多非洲患者及同道成了我的好朋友。阿达玛·科内（Adama Kone）是检验科分子实验室的技术骨干，在筹建分子生物实验室以及后续做新冠病毒核酸检测的过程中，我们建立了深厚的友谊。迪亚巴特·欧迈乐（Diabate Ousmane）是我在援外工作中的医疗助手，一个热情、善良而且好学的非洲小伙子。我不仅传授他专业上的知识，而且利用业余时间指导他学习中文。欧迈乐也为我在马里的生活提供了很多帮助。如今，欧迈乐已经通过筛选和考核，成为湖南长沙中南大学的一名留学生。我们一直保持着密切联系。

我两次援外，第一次是2004年，第二次是2020年，中间间隔15年。两次援外经历，至今仍历历在目。对于这两段援外经历，我的感触颇有不同。尤其在支援马里的一年半时间里，新冠肺炎疫情和政变带来的动荡局势交织，给我们的援外工作带来很大困扰，也给每位队员带来一定的心理冲击。但是，不管外部形势如何，医疗队队员们齐心协力，团结一心，多大困难都能克服，因为我们身后有强大的祖国。我非常珍惜每次代表医院参加援外的机会，不管条件多么艰苦，我们不忘援外初心，不辱使命，紧握非洲人民和当地华人华侨的"健康接力棒"，

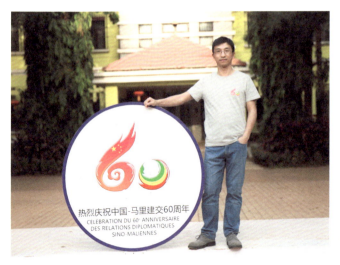

中马建交 60 周年留念
（摄于中国驻马里大使馆）

坚守医疗岗位，无私奉献。我们同受援国人民并肩奋战，帮助受援国人民战胜疾病，控制疫情，构筑中非卫生健康共同体。在救死扶伤的同时，我们努力把自己掌握的先进理念和技术传递给非洲同胞，在"授人以鱼"的同时"授人以渔"，真正为非洲人民留下一支"带不走的医疗队"。

无畏风险，不负使命

呼吸内科　杨光叠

　　非洲马里共和国首都巴马科气候一年两季分明，旱季长，雨季短。旱季的天空只见那蓝天白云和晴空万里交替，微风拂面，沉静而平和；雨季的天气则变幻莫测，一天内时而乌云密布、狂风暴雨，时而又艳阳高照、风和日丽，令人心潮澎湃，跌宕起伏。我们的援非工作与生活，也像这里的天气一样，大多数时候规律条理，紧致有序；而有时候也会充满着未知的挑战，让人兴奋，有着非同一般的体验。

　　来马里医院工作已一年零一个多月，我作为一名呼吸内科医师，在圆满完成医疗队的新冠肺炎疫情感控任务的同时，也肩负马里医院大内科门诊的日常诊疗、院内会诊、华人华侨的内科诊疗保障等工作。

　　马里共和国位于非洲西部撒哈拉沙漠南缘，人口约有 2000 万人，是联合国公布的世界上最落后的国家之一，部分地区常年战乱不断。当地人民收入微薄，生活水平低下，医疗技术落后。由于经济贫穷和医疗体系不健全，大多数患者无法承受高额检查化验费及治疗费（检查费用及大部分药费均高于国内）。在马里，对内科患者的诊治仿佛回到我们国家 20 世纪的八九十年代，主诊医生需要摆脱过往依赖完整辅助检查的惯性思维，仅仅基于有限的检查化验，再根据对患者的主诉判断和细致查体，凭借敏锐的观察和缜密的诊疗思路、丰富的临床经验、强大的内心，以及当地医院内科助手耐心的沟通与有力的辅助，获得最为可能的临床诊断结果。大多数患者都可以得到医疗队良好的经验性诊疗，取得较好的治疗效果。

没有比较就没有差距，比较两国各方面的现状，我们经常感慨中国共产党的伟大和英明领导、祖国的繁荣昌盛，更深刻地体会到此刻"生在华夏，吾辈之幸，必当自强不息"的深刻含义。我们身在海外，这种感悟和赤子之情随着时间的推移变得越发强烈和浓郁。

直面不足，助力提升

在马里医院一年多的诊疗中，我们时常会遇到一些比较难忘的病例。记得刚到马里医院不久，在内科门诊遇到一位 28 岁马里男性腹痛患者。他多次就诊于当地医院一直未能查明原因，年幼时发病，每次发作仅被给予对症支持治疗。这次患者慕中国医疗队之名而来。我仔细询问后得知，该患者儿时发病，每次腹痛开始数分钟后，出现四肢抽搐、痉挛，随即跌倒，之后又出现意识丧失约数分钟，能自行苏醒，整个过程持续大约 20 分钟，几乎每月发作 1 ~ 2 次，查体未能发现明显阳性体征。结合患者病史，我初步怀疑腹型癫痫。由于当时马里医院磁共振机器已损坏多月（因为缺乏经费，未能及时维修），且缺少脑电图等检查设备，所以我建议患者至外院完善检查，后证实腹型癫痫诊断，予卡马西平抗癫痫治疗，患者腹痛及相关症状明显减轻，发作次数明显减少，确诊后治疗有效。

类似的患者，医疗队的其他队员也遇到不少。长期被当地医院误诊，究其原因，除了当地经济条件差，患者不愿及时就诊外，主要和当地医院的医疗水平落后有很大的关系。因此，提升当地的医疗卫生水平和开展中非间的医疗交流合作成为医疗队开展医疗援助的当务之急，也是我们国家长期支援、帮扶非洲国家的

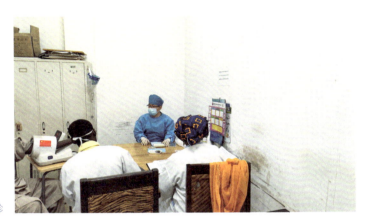

杨光叠在马里医院出内科门诊

初衷和目的之一。作为一项重要的国家战略，医疗援助有助于提高中国的国际声誉，架起中非友谊的桥梁。

悉心指导，精诚协作

与当地医院各科室的指导和合作是我们援外的重要内容之一。令我印象深刻的一次是，当地医院胸外科主任耶那（Yéna）教授将一名马里地方部队战士带到我的内科门诊。患者喉部在军事训练中受到外物撞击，胸片提示有皮下气肿，怀疑气管损伤可能。我作为队内唯一的呼吸内科医师，耶那教授希望我能予气管镜检查以进一步明确气管是否损伤。马里医院仅有一只纤维支气管镜，清晰度差，而且有较多的坏点（导光纤维已多根断裂），我告知患者很可能无法准确找到气管破损点及相关风险后，积极行术前准备，并在全麻下完成了气管镜检查。其间出现了小插曲，因气管镜设备老化，目镜图像输出接头无法固定，显示器的图像无法随我的操作正确上下显示，这对操作造成了影响，后来我就地取材使用胶布缠绕固定，顺利解决了这个问题。经过仔细排查，该患者未发现明显的气管破损，3 天后复查胸片，皮下气肿有了明显吸收。援外工作不仅需要丰富的专科知识、良好的专业素养和精湛的操作技巧，而且需要最大限度地利用现有的诊疗工具协助诊断，即使是比较老旧的设备，也要能物尽其用。

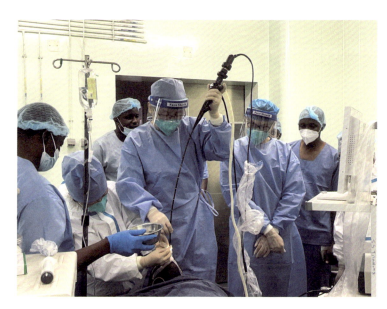

对马里战士行气管镜检查

他乡怀远，心系同胞

　　援外医疗队不仅要面向马里本国人民的患者提供医疗服务，而且要服务于这里的华人华侨。同根同源，看到到医疗队就诊的中国人，我们也会倍感亲切。2022 年国际足联世界杯开赛期间，我们队里接诊了一位在邻国（布基纳法索）发生车祸，未系安全带导致高位颈髓损伤、颈椎多处骨折伴四肢瘫痪的华人患者。经队内充分讨论与评估，并连线国内专家 MDT（多学科诊疗），积极完善术前准备，于受伤后 1 周内由队内两位骨科医师行 C3/C4 前路椎间盘切除椎管减压取髂骨融合内固定术，手术过程顺利。术后成功拔除气管插管，右侧肢体肌力逐渐好转。在后续的康复过程中，该患者历经曲折，先后出现心跳呼吸骤停、心肺复苏、气管插管、气管切开、呼吸机机械通气、肺部继发感染、泌尿道感染、营养不良、肌肉萎缩等多道生死关口。作为一名呼吸专科医生，我竭尽所能让该患者的肺部感染风险和程度降至最低。治疗期间，针对该患者病情的变化，队内医护人员随时进行病情讨论，周末及节假日也安排查房，医疗队队长亲自为患者送上营养饭菜；国内春节同期，医疗队也努力为患者及其家属营造过节气氛等。在队长统筹

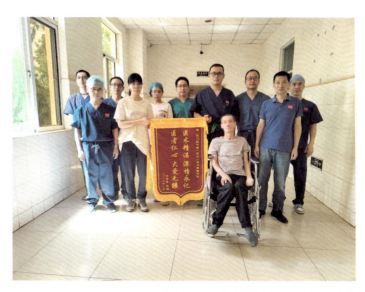

高位颈髓损伤患者及其家属送锦旗感谢医疗队

安排，队内各专业队员精诚合作，在马方医务人员的配合下，经过抗感染、保持气道通畅等相关治疗，患者症状好转，其间两次复查胸片仅提示轻度肺部感染征象。终于，经过两个月的救治，该患者得以顺利康复出院并回国了。家属为我们予以患者的精心救治、无微不至的关怀，以及我们团队合作的精神所感动，在患者出院后向医疗队表达了最真诚的谢意。

颈髓高位损伤患者治疗难度大，即使在国内也非常棘手，术后患者经常面临相应脏器感染的风险，对其护理尤为重要。在非洲比较落后的医疗条件下，我们能成功救治此类高危患者，需要各队员具备扎实的专业知识和技能，需要各队员具有不辞辛劳、大爱无疆的奉献精神，更需要各队员之间相互信任，构建良好的团队合作意识。

大爱无疆，温暖同行

医疗队在肩负着救死扶伤任务的同时，也积极参与大使馆组织的各项外交相关医疗活动。2023 年 5 月 30 日，"中非携手暖童心"关爱马里儿童活动在巴马科福利院（CAPF）举行，驻马里大使馆、经商参赞、当地政府各领导、医疗队队长及部分队员出席活动。2023 年"六一"国际儿童节前夕，中国国家主席习近平夫人彭丽媛与非洲第一夫人发展联合会共同倡议发起"中非携手暖童心"关爱非洲孤儿健康活动，旨在于"六一"国际儿童节到来之际向包括马里在内的非洲孩子们传递温暖、关怀与友谊。2023 年是中国政府向非洲派遣医疗队 60 周年暨向马里派遣医疗队 55 周年，也是习近平主席提出"真、实、亲、诚"对非政策理念 10 周年。中方将继续同马方一道加强卫生健康等各领域的友好合作，推动构建新时代中非命运共同体。活动现场，医疗队为他们的工作人员和部分福利院儿童进行细致的体检，同时也接诊了福利院部分脑瘫患儿。该项活动受到当地政府部门和社会各界人士的赞扬和好评，当地各大主流媒体也对该项活动做了跟踪报道。

我非常荣幸能成为援外工作大家庭中的一员，在外的种种经历也将成为我一生最为宝贵的精神财富。"不负梦想，不负未来"，我将继续恪守纪律，秉承中华民族优良传统美德，坚持"真、实、亲、诚"的合作理念，尽力融入马里人民的工作、学习和生活之中，使自己真正成为一名优秀的"民间大使"，为"携手构建更加紧密的中非命运共同体"添砖加瓦，用自己的实际行动架起中非生命长桥，坚守打造人类命运共同体的初心，圆满完成党和国家交给我们的援外医疗任务。

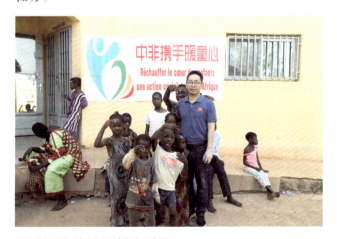

杨光叠与巴马科儿童福利院孩子合影

不畏艰苦，甘于奉献，救死扶伤，大爱无疆

超声医学科 吴 俊

自 1968 年承担派遣援外医疗队赴马里以来，浙江省先后已有 1204 人次的援外医疗队队员出征马里、中非、纳米比亚三国，增进了中非友谊，为浙江、为中国赢得了声誉，为促进人类健康事业做出了贡献。2021 年 9 月，在得知第 28 批援非医疗队开始报名后，作为一名老党员，我毅然做出了报名参加援非医疗队的决定。经过科室、医院、浙江省卫生健康委员会的面试选拔后，我光荣地成为第 28 批援马里医疗队的一员。

医疗队自 2021 年 11 月起于宁波大学开展了为期 4 个半月的法语培训。在培训期间，我们完成了基础法语及医学法语的学习，接受了医疗急救知识的培训考核，以及新冠肺炎疫情防控、心理健康等多方面课程的培训，为援非工作打下了坚实的基础。2022 年 4 月 6 日下午 3：00，浙江大学第 28 批援非干部欢送会在浙江大学医学院附属第一医院庆春院区举行，梁廷波书记做了发言，勉励队员们发扬大爱无疆的援外精神，并代表浙江大学向援非医疗队队员提出两点寄语：一是防控为先、确保安全，

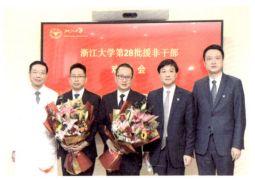
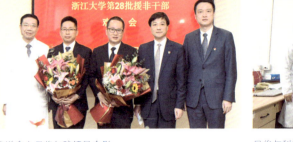
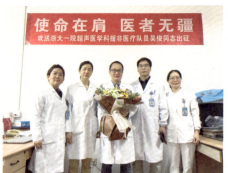

欢送会上吴俊与院领导合影

吴俊与科室领导合影

时刻守牢安全底线；二是严守纪律、履职尽责，因地制宜、创造性地开展工作，更好地为受援国人民服务。随后，在超声医学科办公室，蒋天安主任代表科室殷殷嘱托，在国外期间如家里有困难，随时给他打电话，注意人身安全，务必平安归来。

2022年4月12日，带着领导、同事、家人、朋友的祝福与嘱托，我开启了援非之旅。深知此行任务艰巨、环境艰苦，我内心有志忑、有不舍，但是一想到我肩负的是国家使命，便更加果敢、更加豪情万丈。

初来乍到，偶遇急诊

我刚到马里医院工作的第二天，就遇到需要紧急处理的一位急诊患者。由于第27批医疗队队员处于回国前的隔离状态，不能出诊接触患者，这项任务就轮到刚到马里不久的第28批医疗队队员肩上。这一天正是晚饭时间，有住院患者产后持续发热、腹痛，马里医师请求中方妇产科医师和超声医师会诊，队长转达了马方的要求，并强调患者病情紧急。我立即放下手中的碗筷，赶往距离驻地半小时车程的医院为患者做超声检查。患者躺在检查床上，看着她渴望的眼神、痛苦的表情，我顿时忘记了自己时差还没有倒过来，舟车劳顿的疲劳也顷刻间烟消云散。我认真、仔细地给她做超声检查，发现该患者的肝、胆、脾、胰腺、双肾、

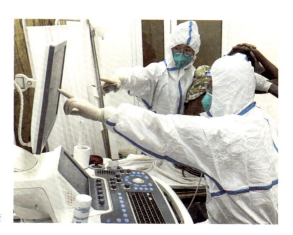

吴俊为急诊患者做检查

子宫附件超声未见明显异常，但患者有少量胸腔积液、腹水，右下腹压痛特别明显。我仔细检查患者的阑尾，也未见明显肿大的阑尾炎表现。在检查时切换成高频探头后，发现患者右下腹肌肉层内有液性无回声，透声差，两侧腰部肌肉层也有类似的表现，我当机立断予以超声定位下穿刺抽液，抽出为脓性液体，并送化验室检查。这次急诊超声检查为临床医师明确了诊治方向，患者立刻返回病房接受抗感染治疗。很遗憾，第二天该患者病情恶化，感染加重，全身多器官衰竭，住进了ICU；由于医疗条件有限，感染非常严重，很不幸，患者于第三天去世了。这件事也给了我很大的冲击，非洲经济落后、条件艰苦，当地人民的就医环境亟待改善，由此我深感援非之举意义非凡，任务重大。

深耕业务

在马里的工作忙碌且充实，超声专业技能得到充分发挥。这里的很多病例在国内是罕见的，甚至有些病情的严重程度让我们觉得不可思议，如手臂上的肿块（脂肪瘤）能长到10厘米以上，妇科来源的肿块上缘到达剑突下才来医院就诊。然而，这样的病例在马里却时常可以遇见。还有一例患者在外院诊断为脾脓肿，药物治疗效果一直不好，来马里医院做超声检查后，我给他穿刺置管引流，脓肿明显缩小。此后每隔一段时间该患者会来医院复查。由于患者的经济条件所限，

233

在这一年的随访中，医院都是免费为他做超声检查，并未发现脾脓肿增大复发，后已拔管。在马里医院，我也新开展了一些超声检查技术，比如胎儿心脏超声，不仅自己做，还带着学生做，为准妈妈们带去新的超声检查技术，在艰苦条件下最大限度地排除胎儿心脏畸形。

"授人以鱼"，不如"授人以渔"

我们的医疗援助既要"输血"，帮助他们改变当地落后的医疗设施现状；又要"造血"，努力提高当地医务人员的医疗技术水平，为当地医院培养一支本土的医疗骨干队伍，这样才能长久且持续地为非洲人民维系健康。来到马里后我才发现，整个马里医院没有超声医生，而我是马里医院唯一具有执业医师资格的超声医生。全院的患者，不管是门诊、急诊，还是住院的超声检查单，都往我所在的诊间送，经常过了下班时间检查还没完成，但是我会坚持检查完当天的患者再回驻地。后来我暗自下定决心，在马里的这段时间，一定要将自己所学的知识传授给当地医生，培养出一批技术过硬的本土超声医生。科室里有医学院的 5 名学生，他们也是我的助手，帮我问病史、做登记、安排检查的次序。我一人带教他们 5 名实习生，如遇到比较典型且有借鉴意义的病例，便会向他们耐心讲解，遇到语言障碍，我们就画图并配以简单的法语单词，有了这讲解"神器"，他们立马能心领神会，而我，唯愿教授他们更细一点、更多一点，让他们知其然亦知其所以然，培养他们操作超声设备的专业技能，理论结合实践，知行合一。在我来以前，马里医院胎儿的检查、心脏检查只是简单地测量一下心率，不观察心内结构是否有异常。我到马里医院之后，给当地医师讲解了胎儿心脏检查的几个常规切面，并手把手地教他们操作，以期不仅为准妈妈们排除隐藏的"炸弹"，还能为提高马里医院的超声检查水平尽一份力。

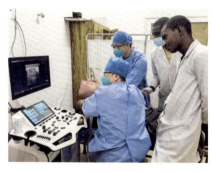
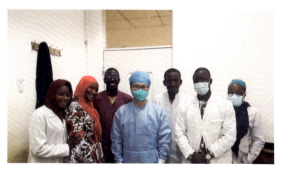

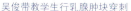
吴俊带教学生行乳腺肿块穿刺　　　　　　　　　　　吴俊与带教学生于马里医院合影

关爱非洲孤儿健康活动

2023年"六一"国际儿童节前夕，国家主席习近平夫人彭丽媛与非洲第一夫人发展联合会共同倡议发起"中非携手暖童心"关爱非洲孤儿健康活动。5月30日，"中非携手暖童心"关爱马里儿童活动在巴马科儿童福利院举行，中国第28批援马医疗队队员参加了此次活动，并开展健康体检义诊、捐赠爱心包等活动。在活动现场，中国驻马里大使馆临时代办刘开源在致辞中表示，中国国家主席习近平夫人彭丽媛和中国政府长期关心非洲妇女儿童事业发展。彭丽媛与非方共同发起"中非携手暖童心"活动，旨在于"六一"国际儿童节到来之际向包括马里在内的非洲孩子们传递温暖、关怀与友谊。2023年，是中国政府向非洲派遣医疗队60周年暨向马里派遣医疗队55周年，也是习近平主席提出"真、实、亲、诚"对非政策理念十周年。中方将继续同马方一道加强卫生健康等各领域的友好合作，推动构建新时代中非命运共同体。儿童是国家的花朵和希望，关心儿童就是关注国家的未来。孤儿是一个特殊的弱势群体，尤其需要社会各界倾注更多关心、给予更多关怀。真诚希望社会各界更多关注孤儿的成长，使他们沐浴在大爱的氛围中、生活在温暖的环境里、成长在灿烂的阳光下，长大后成为国家的建设者，成为中马、中非友好事业的接班人。医疗队队员为孤儿院的儿童进行了健康体检，细致地测量孩子们的身高、体重、视力、听力等基本指标，并给有需要的儿童做了超声检查，指导建立健康档案。这些健康档案将有助于孤儿院的工作人员更好地了解孩子们的健康状况，制订相应的照顾和教育计划。作为白衣外交官，我们除了帮助他们提升当地医疗服务水平，还要让先进的中国经验在这里落地生根，开花结果；要与当地同事、民众建立深厚友谊，帮助他们了解中国文化，掌握中国技术，学懂、学会中国方案；通过一地一隅连片的辐射影响，帮助非洲更好、更快地发展，让更多的非洲民众过上好日子。

这就是中国医疗队，是中国形象，更是中国担当。

在我援非期间，国与家均发生了沧桑巨变。祖国面临新冠肺炎疫情，而我的小家中，孩子适逢中考，两位至亲相继离世，母亲时常住院，人生最大的遗憾莫过于此。援非之行，好比人生一场大课，自然环境、生活条件之艰苦自不必细诉，但正是在这样的环境之下，我对医学事业有了更新的认知、更深沉的热爱。因为肩负的是国家使命，所以我深知自己的言行不仅代表自己，还代表着浙大一院的形象。我知道，有国家作为我们强大的后盾，我内心的必胜信念无比坚定。援非经历使得我目光里多了一份坚毅，内心也更加强大。

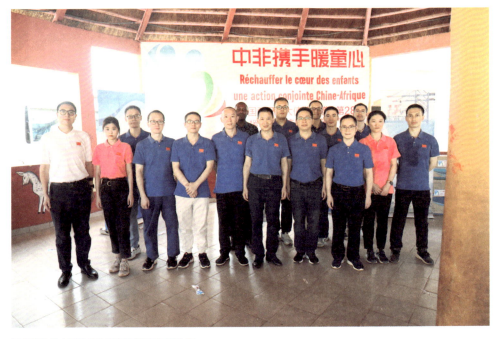

医疗队队员在巴马科儿童福利院义诊后合影

远征西非，抗击埃博拉

护理部　赵雪红

2014 年，埃博拉病毒在销声匿迹多年后又卷土重来，在西非大地上肆虐。埃博拉病是当今世界上最致命的病毒性疾病，其病死率高达 50%～90%，故被称作"生命的黑板擦"。世界卫生组织（WHO）在日内瓦向全世界发布了一条通告：在西非暴发的埃博拉疫情正式被确定为"国际关注的突发公共卫生事件"，而抗击埃博拉则成为"世界性联合行动"。中国政府在第一时间履行自己的国际义务，派出了一批批医疗队，形成了一场中国史无前例的援非大行动。2015 年 1 月 6 日，浙江省 10 名援非人员分别由浙大一院的黄建荣、徐小微、汤灵玲 3 名医生，赵雪红、高春华、卞丽芳 3 名护士，浙江省人民医院 1 名医生、3 名护士组成，混编入"中国人民解放军第二批援利医疗队"。医疗队由来自成都军区总医院（现西部战区总医院）、成都军区昆明总医院（现联勤保障部队第 920 医院）、第 324 医院（现陆军第 958 医院）、第 59 医院（现联勤保障部队第 926 医院）、上海长征医院、上海长海医院、唐都医院、301 医院（解放军

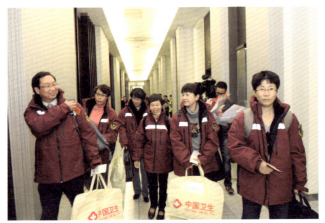

浙大一院6位援非人员从杭州萧山机场出发（左起黄建荣、汤灵玲、徐小微、赵雪红、卞丽芳、高春华）

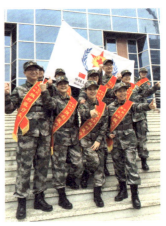

混编入"中国人民解放军第二批援利医疗队"的10名来自浙江省的队员出征前在成都军区总医院合影

总医院）等 19 家单位的人员组成，共 154 人（其中护士 55 人）。医疗队中来自地方医院的队员只有我们来自浙江省的 10 人。

带着"平安果"，奔赴遥远的部落抗疫

2015 年 1 月 4 日傍晚，我接到去西非抗疫的任务。2016 年 1 月 6 日从杭州出发时，同事送了我一只很大、很漂亮的苹果，跟我说："这是一只平安果，能保佑你们平安无事，平安归来。"当时，身处特殊时期，在特殊事件面前，我仿佛真的奉信这只"平安果"能显灵那般，只要能把这只"平安果"顺利带到非洲，就能保我们平安归来！于是，我把这只"平安果"装进随身携带的斜挎包里，一路小心呵护，生怕它被磕着、被碰着。这还有个小插曲。临行前，部队给我们每人发了一个 20 寸的行李箱和一个行军背包，我们抓紧于出发前购买一些食品带上。然而，包机要确保载运防护物资，所以个人物品限重，限额标准一降再降，从 30 千克降到 24 千克，最终限额 16 千克。即便如此，我也一定要把这只"平安果"带去非洲。没想到，上大巴时一抬步跨台阶，"平安果"从斜挎包里掉了出来，伴随着一声清脆的响声，重重地砸在了水泥路浇筑的衔接处，接着在地上翻滚。

我顿时傻眼了，连忙捡起来，一看"平安果"已被砸出一道整齐的口子，这道口子又正好落在"平安"两个字的中间，瞬间我心里一阵慌乱，手心已冒出冷汗，脑子里似乎闪现出某种不祥的预感。卞丽芳神情更紧张，小声问道："赵老师，这是不是不好的预兆？我们能回来吗？"她是我们医院出征的6个人当中年纪最小的队员，之前也没参加过抗疫，不紧张是不可能的。在她面前我故作镇静，轻松安慰道："没事，没事，到机场我保证再买一个带去就是了。"

此时，说真的我自己也有一种很宿命的想法冒出来，"难道这真是不好的预兆？去了，真能回来吗？"其实，所有人心里都没底。

在那遥远的地方，真能保全自己不被埃博拉病毒感染吗？

真的能保全自己的生命不被埃博拉病毒吞灭吗？

这些都是未知的。

埃博拉病毒之所以疯狂得肆无忌惮，就是因为它给予人类的皆是未知。

我尽管在别人面前保持着镇静，表现出一副"壮士一去不回头"的豪迈，但内心还真是非常忐忑，说不害怕连自己都不信。事后聊天说起，好多队员打趣说，其实出发前都已经把银行账号和密码告诉了家人或写在了本子上，以防万一。

那天，在成都双流机场安检好已是晚上11点左右了。我跑遍了整个航站楼，店家都已打烊，只有一家卖鲜榨果汁的店还开着，店员已在准备拉卷闸门，见我冲过去便说道："我们的榨汁机已经关机了……""有苹果吗？我想买2只苹果，不要榨汁，我要带去非洲。"没等他说完，我便迫不及待地打断了他。店员用很奇怪的眼神扫视着我，确认道："不要榨汁？去非洲执行任务？""是的，我就买苹果。"我用恳求的眼神看着他。他从柜子里找出仅剩的2只苹果，收了我5元钱。顿时，我松了口气，心里的不安瞬间消失。这两只小小的苹果就好像是两只有灵性的"圣果"，要被我小心翼翼地带到非洲去。

下一刻，我们将直面埃博拉病毒，展开一场真正的生死较量。为了异国人民的健康，为了中非友谊，浙一人再次踏上征程，带着亲人、朋友们的叮咛和嘱托，带着浙一人勇往直前的斗志出发。

西非，我们来了！

不远万里，奔赴一场生死之战

之前无论如何我都不会想到，有一天我会来到遥远的西非。此前我对西非的了解仅限于从电影、小说中得到的一些零碎的信息——荒蛮、贫穷、疾病、战乱，还有一点点血钻的神秘。对我来说，西非确实太过陌生了。然而，因为埃博拉病毒，我却能置身其中。

东方航空航班从成都双流机场出发，一路经停法国机场加油、补给物资等，但所有人不能下飞机，1.5 小时后继续飞向目的地。经过近 2 万千米的飞行，历经 25 小时后，飞机终于降落在了利比里亚首都蒙罗维亚的机场。跑道上坑坑洼洼，一排低矮、破旧的平房从飞机的舷窗外掠过，那是候机楼。如果不是亲眼所见，我很难相信这是一个国家的首都机场。利比里亚是西非的一个沿海国家，面积约为 11 万平方千米，人口约为 461 万人，是世界上最不发达的国家之一。

从机场出来后，我们沿着利比里亚唯一的一条沥青公路开往 SKD 体育场（Samuel Kanyon Doe Sports Complex），公路还算平整，来往的车辆也不多。公路两边是大片的红土，不时能看到茂盛的灌木丛和疯长的野草乱哄哄地凑成一团。有一些破烂、低矮的房子稀稀拉拉地从窗外闪过，与其说那是房子，还不如说是用木棍、铁皮搭建的棚子，偶尔有一幢像样的房子，就像鹤立鸡群般伫立在那里，异常夺目。一路上还能看到一些衣衫褴褛的人三三两两在路边卖着饮料和日用品，到处可见各种垃圾，还有直接铺在地上晾晒的衣服。

SKD 体育场由中国于 1986 年援建，我们的营地就驻扎于此。因年久失修，体育场看上去有些荒凉，加上如今埃博拉病毒肆虐，这片土地就显得更加萧瑟。头顶上的那片天偶尔会有几只鸟飞过，体育场中间的那片杂草丛中有几只白鹭正悠闲地踱着方步，跑道上的蜥蜴根本不顾及我们这些远道而来的客人，时不时地朝我们蹿来，还有那些不知名的小飞虫总喜欢在我们耳边嗡嗡作响……体育场的看台下便是我们的宿舍，4～10 人一间，几张窄窄的行军床靠墙放着，房间内仅有一张用包装箱做成的"小桌子"，给人一种废墟之感。这个国家没有自来水厂，没有发电厂，我们日常用的水是深井水，用的电是医疗队的发电机发的电，

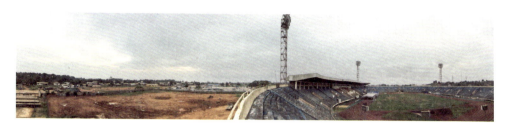

SKD 体育场周围环境

所以每天会按时熄灯，"水比油贵"的日子也不再是传说。SKD 体育场内只有一口深井，医疗队 154 人的厨房和洗漱用水都依赖这口井，经过过滤后的水只供厨房使用。洗澡也得抓紧，动作稍慢就会遭遇刚涂好沐浴露却停水了的尴尬。

　　尽管做足了心理准备，但是当这些原本在电影中才能看到的场景真实地展现在自己面前时，我还是被前所未有地震撼了，这经度与纬度的跨度使得整个人犹如经历了一场时空穿越。

忠贞职守，用生命守护生命

　　在 SKD 体育场度过了不眠的第一夜，第二天稍作休整之后，我开始渐渐适应当地的高温了。SKD 体育场路对面就是中国埃博拉诊疗中心（Ebola Treatment Unit，ETU）。ETU 是在 1 个月内完成修建的战地医院，相隔几百米处就是德国的埃博拉筛查医院。有人给我们介绍了 ETU 的布局，共有 100 张床位，用红、黄、绿三种不同颜色的地胶板将病区划分为污染、半污染、清洁三个区域。

　　在这里进隔离病房并不是件容易的事，我们必须穿成如同太空人一般才可进入。在同事的协助和严格监督下，我完成了防护服的穿戴，头套、口罩、护目镜、3 层防护服、橡胶雨靴、3 副手套……全副武装后，连走路都有些僵硬，我能想象自己看起来一定很奇怪。进入病区，推开"红区"门的那一刻，我只觉得眼前一黑，背阴的过道不长但异常安静。那一惊，像是整个人忽然被浸在水里，全身湿透。我感到汗水已顺着我的脸颊、胳膊流进我的嘴里和内层手套里。透过 N95 口罩，我还是能闻到过道里弥漫着的浓烈的含氯消毒水味，有人已开始呛咳。身后就是门，我有一种想掉头就走的冲动。但冲动只持续了1秒或许更短，我马上意识到自己必须跨过眼前的红线进入"红区"，因为那里有许多患者等着我们去护理、去治疗。

病房里没有空调，一进门，一位瘦骨嶙峋的患者蜷缩在病室角落的地上，他皮肤很黑，看不出气色，但能明显感到很虚弱，脸上因高烧而显得有些发亮。我们扶起他，示意让他躺到床上。因他不会英语，我们也只能用手势比画，为了尽量让他明白并配合查体，利方工作人员通过呼叫铃与其沟通，让他跟着我们做动作。一个多小时后，我们终于完成了原本并不复杂的体格检查。

突然呼叫铃传来了督导组命令式的提醒："不要靠墙，如感觉不舒服，请马上离开病房。"穿上个人防护用品（PPE）后视野受限，我不得不侧身扫视着我们一同进入病房的人，只见一护士已软绵绵地倚着墙，要瘫倒的样子，并发出微弱的求救："我胸闷、气喘不过来了……"然而，"自觉不适，大声告诉同伴，马上结伴离开"是ETU的规则。要是在往常，让她独自离开病房，其他人继续完成该做的事，再正常不过了，可现在绝对不可以，他们必须结伴共同进出地上标注的那根"红线"，因为只有相互配合才能完成整个去除防护装置的步骤。我们团队每一个成员就像同一条生命链上的环，任何错误都会使这条生命链发生断裂，所以我们必须紧密协作、环环相扣，才能确保团队每一个成员的生命安全。

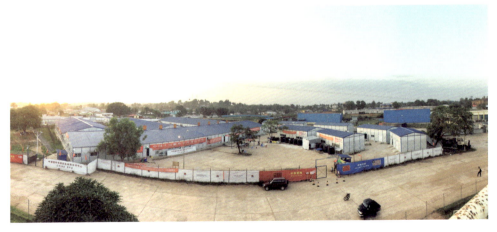

中国埃博拉诊疗中心

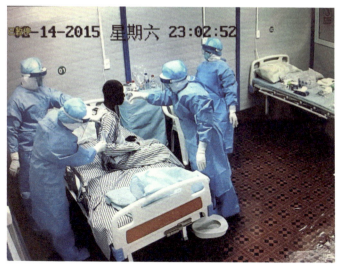

赵雪红为烦躁的患者喂药

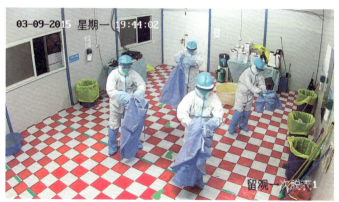

出隔离区脱第一层 PPE

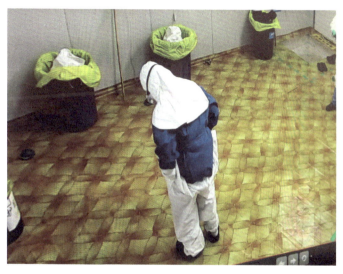

出隔离区脱第二层 PPE

意外是随时可能发生的，可是在意外发生后，大家完全没有责备，而是立刻想办法解决，这是对同伴最好的信任。对于我们来说，生与死可能真的只是一线之隔，而彼此体谅、相互信任的基本态度，才是结伴进出病房的最好原则。

在这里，我们远离喧嚣，以一种纯粹的状态践行着医学和护理的神圣。埃博拉病毒，原本只是理论上的理性认识，如今我们正一步步走近它，零距离接触它，这种从书本到现实，从虚无到触手可及，不仅需要丰富的专业知识支撑，而且需要从容与淡定的勇气。酷热的旱季，我们穿上三层柔软的盔甲，穿行在弥漫着浓烈的含氯消毒水味却没有空调的病房里进行病情观察护理、健康宣教、暖语安慰……尽管我们体力透支，但看到一双双眼睛中透出的对生命强烈的渴望时，我瞬间仿佛感受到了南丁格尔当年行走在伤员中的心绪：终生纯洁，忠贞职守，尽力提高护理之标准。

传道授业，在西非大地留下"中国经验"

脱下防护服，我们不仅要与利方的工作人员沟通和交流，教会他们做好个人防护，规范患者处置、清洁消毒的流程、尸体处理，如何预防交叉感染，还要培训学校教师和社工，让他们作为师资再去向民众普及埃博拉防控知识，为彻底阻击疫情的泛滥发挥决定性的作用。

埃博拉出血热是一种突发急性传染病，要把它控制住主要靠管理传染源、切断传播途径、保护易感人群，联防联控、群防群控。从埃博拉出血热疫情暴发到后来抗击病毒传染的全过程中，当地民众的公共卫生意识恰恰是最缺乏却也是最重要的。我国SARS（传染性非典型肺炎）、H7N9（H7N9型禽流感）疫情能够在后期迅速得到遏制，可以说就是我们在公共卫生战线依靠群众不断提高的公共卫生意识而取得胜利的成功范例。

埃博拉疫期，任何错误都可能造成致命的伤害。向当地人民宣教正确的个人防护知识至关重要，除了正确穿脱PPE外，还得让他们转变一些理念，比如，见面时的问候礼，见面时如没有穿PPE则不能有握手、拥抱和亲吻脸颊的问候。

那时，虽然在利比里亚埃博拉病毒肆虐，但民众依然我行我素，有人感染死亡后，他们还是按照以往的丧葬习俗跳大神、嚼野草，抚摸尸体，对尸体做最后的吻别……

要切断传播途径必须加强当地人的防疫意识，暂时叫停他们的某些习俗，这就需要培训。一开始我们请当地教师前往 ETU 接受培训，他们找了很多理由拒绝参加，还要求给发路费及礼物。后来商议决定，医疗队给前来参加培训的教师发往返路费、印有"中国"字样的 T 恤、风油精、饼干等。慢慢地，参加培训的人越来越多。

在非洲这片土地上，有许多事令人难以想象，但它都可能出现，时常会令人哭笑不得。比如，收尸队在双休日是不上班的，即使处于疫期他们也是双休。在 ETU 停一具感染埃博拉病毒致死的尸体，给医护人员造成的心理恐慌远比接收 10 位疑似患者还要严重。但是，要改变这些现状，也远非如想象的那么简单。

非洲人没有洗手的习惯。要教会他们正确的洗手方法，可能需要花更多的时间强调其重要性、纠正动作，并示范更多次，等等。根据非洲人民喜欢跳舞的特性，我们自创了"小苹果版"洗手舞，收到了意想不到的培训效果。他们不停地竖着大拇指对我们说："China，Good！（中国好！）""Chinese good！（中国人很好！）""China is the best！（中国最棒！）"

接受过我们培训的教师将正确的传染病防控知识传授给更多的学生，把传染

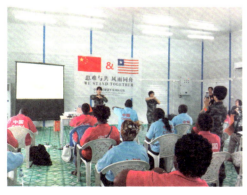

赵雪红和卞丽芳给学校教师做埃博拉防控知识培训

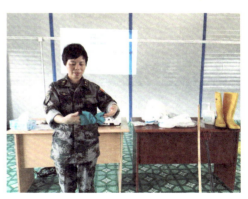

赵雪红培训利方工作人员穿脱 PPE

病防控理念传播给更多的利比里亚人民。只有全民动员参与防控，才能最后控制住疫情。我们先后培训利比里亚医务人员、学校教职员工、当地民众300余人次，为当地培养了一支带不走的"防控宣教队"。这对利比里亚来讲，意义更深远。

医疗队赤诚为他邦，白衣天使情满菲国

重症医学科　俞　超

2013 年 11 月 8 日，菲律宾中部地区遭受了 20 多年来最强台风"海燕"的袭击，伤亡人数与日俱增，数以万计的百姓流离失所，整个国家处于"崩溃"边缘。联合国高度关注，多国展开国际援助。作为常任理事国，中国在第一时间筹备救援物资、组建救援队伍，随时待命，奔赴菲律宾灾区。14 日上午，浙江省政府和省卫生厅接到任务后，立即启动应急机制，成立以时任省卫生厅副厅长叶真为首的国家应急医疗队。11 月 21 日晚 7 时，这支中国政府应急医疗队包机赴菲律宾执行国际人道主义医疗救援的任务。历时 16 天，医疗队于 12 月 6 日安全返回国内。浙大一院派出 14 名医护人员组成其中一支小分队，圆满完成了各项紧急救援任务。

风雨交加赴菲国，勇往直前破逆境

援菲之旅，启程即一波三折，先后经历了准备出发、暂缓待命、紧急动员、立即前往几个阶段。可能也是冥冥之中天意预示，此趟菲律宾之行刚开始就困难重重。11 月 21 日深夜 11 点，航班安全抵达宿务国际机场，很多队友因为生物钟已到了睡眠时间，加之经历了一整天的等待和旅途的劳累，所以只希望当晚能早些安顿，以养足精力。飞机降落一个多小时后，我们却依然未见舷梯，行政组的领导一直在联系大使馆的工作人员。队员们的内心开始忐忑：我们下不了飞机，难道还得原路返回？从上午武警医院国际救援专家传授的经验教训中了解到，这一切皆有可能。在异国他乡，很多事情包括沟通、协调方面的困难都是无法想象的。终于在等待了近 2 小时后，两名机场工作人员推来了舷梯。第一个走进机舱的是大使馆的吴政平参赞，他告诉我们菲律宾人民非常友好，在不久的将来我们定会深深感受到。吴政平参赞给我们吃的这颗定心丸，及时。出关后，待我们抵达华侨旅社已是凌晨 2 点多。顾不得气候上的不适应，我们匆匆淋了冷水浴，倒头便睡。如果说这一天是磨难的话，那么第二天晚上的旅途，才是真正艰难困苦的开始。

医疗队成员，包括大使馆的同志以及中央电视台的两位记者，我们一行人奔赴拜依拜依（BayBay）。队员们在狭窄的船舱内面临艰难抉择：是拎包回去还是克服无法休息的困难和没有救生衣的危险乘坐 12 小时的货轮去往灾区第一线？民主表决的结果是：全体队员举手选择后者，乘坐货轮去往灾区第一线。没有救生衣，没有足够的座位，没有充足的食物和水（食物和水都在缆绳牵引的物资船上），几经周折，凌晨 2 点 38 分货轮终于驶离宿务港口。船长用最原始的航海工具——铅笔、圆规、地图——在那张简陋的小桌上描绘着海事地图。出于好奇问了船长几个问题，他告诉我这也是他第一次去地图上的拜依拜依。当时自己还挺乐观的，心里开始自我调侃，我们正在上演着现代版的"鲁滨孙漂流记"。

历经艰难的 13 小时之后，我们终于成功登陆拜依拜依市。领导在征求大家的意见后当机立断连夜奔赴重灾区莱特省的阿布约镇。我们到达阿布约时，又是一个伸手不见五指的黑夜。台风过后，小镇陷入"瘫痪"状态，而此时又正值当地的雨季，大雨说来即来。为了抢在暴风雨来临之前安顿好营地，连续作战的队员们又投入了一场搬运物资、安营扎寨的战斗。四周田野里的飞蛾和蚊子也以它

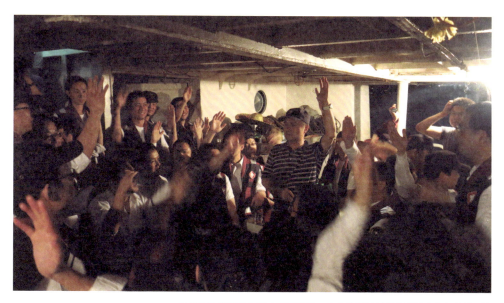

队员们在狭窄的船舱内举手表决，全体选择继续乘坐货轮奔赴灾区第一线

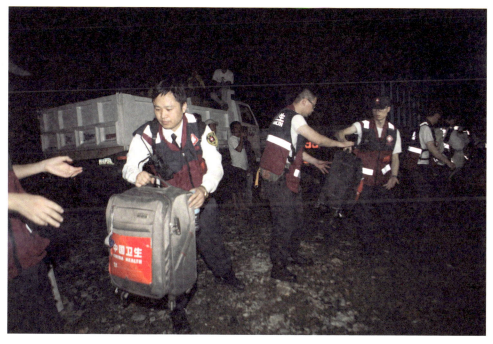

队员们到达阿布约镇后连夜安营扎寨，浙大一院陈水芳主任在与队员们传递物资及行李

们独特的方式热烈欢迎我们。连续 3 天奋战到凌晨，大家体力都严重透支，真希望能冲个热水澡洗去一身的疲惫，然后美美睡上一觉。然而，现实中，阿布约镇因台风早已断电、断水、断通信、断网络半月余。附近南非救援队抢修的小水厂也是白天才发电泵水，到深夜水早就用完了。我们只好用湿纸巾擦拭着满身的黏腻，这可能是我们几个人有史以来最狼狈的洗澡方式。也许因为体力严重透支，在那么闷热的集体帐篷里，就算耳边蚊子嗡嗡、半夜雷声隆隆、暴雨倾盆，也丝毫不影响睡眠质量，我们倒头一觉昏睡到天亮。一早醒来，我才发现床头被窗外吹进的雨点弄得湿乎乎的，赶紧爬起来找拖鞋，只见一只泡沫拖鞋早随着地上的水洼漂到了远处，正在原地打转。

医者仁心无国界，大爱无疆心相连

在队员们的通力合作下，营地初具规模。我们这个连夜抢出的"中国速度"让南非救援队员们纷纷竖起大拇指称赞。

抵达菲律宾后的第四天，在空气清新的晨曦中，中国医疗队终于迎来了第一天的室外开诊。当地百姓早已排成长龙，等候开诊。在短暂的适应后，我们很快掌握了就诊步骤，一切都井然有序地进行着。菲律宾民众非常有序地候诊，也非常尊重医务人员，在这里我又一次体会到了自己的职业价值。无论孩子还是大人，只要我们目光接触，他们定然会朝你绽放最灿烂的笑容，懂英语的还会主动问好，获得帮助的患者和家属在离开之前准会说上一句"Thank you！（谢谢）"。这让在异国他乡的我感动满满，甚是暖心。之后几天，医疗队正式搬入经南非救援队修葺的卫生院，我们的生活条件也得到了很大改善。在为当地民众诊疗时，我们发现，当地的灾情比想象中严重；环境，比想象中恶劣；形势，也比想象中严峻；缺医少药，也比想象中更严重。数日来，阿布约四周村镇闻讯前来就诊的患者有增无减，每日的门诊量都在递增，医疗队的医疗工作也进行得越来越顺利，开展的医疗项目也越来越齐全，诸如超声、血液检查、心电图、清创、手术、孕检等，都一一开展。每天都被一桩桩大事小情感动着：我们夺回了那个因脓包感染致败血症的小生命；我们为灾后因修葺房屋受伤的老百姓清创缝合伤口；我们为一名老师治愈了困扰她已久的尿路感染……这样的事例不胜枚举。生活条件依然艰苦，卫生环境及气候因素致队员们不同程度地出现了湿疹、皮炎、便秘、腹泻、失眠等问题。但大家始终保持着乐观向上的心态，在菲律宾那最清澈的蓝天白云下，身着一袭白衣，毫不利己地发扬着高尚的人道主义精神，只为在需要的时候为身陷苦难中的人们提供及时的救助。

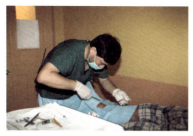

浙大一院骨科徐三中主任为患者做清创缝合

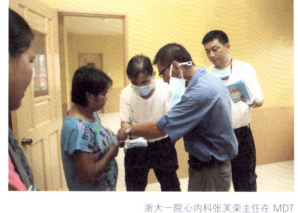

浙大一院心内科张芙荣主任在 MDT

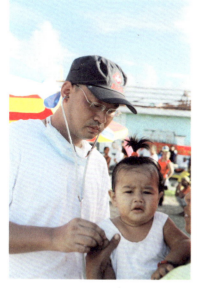

浙大儿院汪伟主任在为小患者诊治

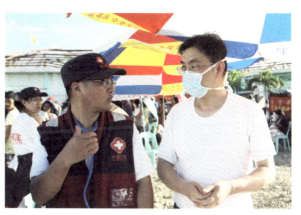

浙大一院心内科张芙荣主任（右）与
浙江省人民医院儿科杨广飞医生（左）探讨患者病情

同舟共济扬帆起，乘风破浪万里航

　　医疗队不仅需要为当地民众开展诊疗工作，还需要在队内开展后勤保障工作，有序地解决队员的生活大小事。为了让每位队员能吃上热菜热饭，从而更好地做好医疗服务，队内成立了临时炊事班。浙江省人民医院的设备科队员凌磊和浙江省疾病预防控制中心的凌峰被委以重任，成为临时炊事班的班长和副班长，负责采购、烹饪，并维护所有设备的正常运行；而护士姐妹们则每天派遣 4 名队员作为帮厨，负责洗菜、洗碗、准备烹饪物品等。后勤组的工作丝毫不比临床轻松，早起后就得忙忙碌碌一整天。炊事班班长和副班长每天一早就去集市采购，而帮厨们则得在早晨 7：30 以前把 50 多人的早餐准备好，还得想办法变着花样更换早餐种类，让队员们吃饱吃好。早餐准备完毕后，后勤组又开始忙碌起来，一位烧开水，用大锅泡上满满一锅茶水，一位开始收拾厨房用具和清理灶台。等队员们纷纷起床、洗漱、早餐。伴随着叮叮当当的饭盒敲打声后，院子里又恢复了一片宁静，后勤组开始清理餐桌、打扫餐厅、洗碗、洗菜……中餐和晚餐后勤组需要准备包括志愿者在内的 60 余人的餐食，所以工作量非常大。条件所限，两个

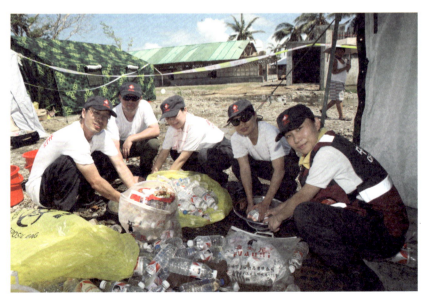

队员们在做后勤保障

水龙头都在厕所，后勤组队员们洗菜、洗碗都得蹲在地上，时间久了，常常腿麻。吴政平参赞打趣我们为伙头军，叶真副厅长也会经常到厨房给大家鼓气、帮忙。在中国政府应急医疗队里就没有不能完成的任务，没有不会干的活。哪里有需要，队员就去哪里，这也就有了"择菜厅长""捡垃圾司长""电工处长""教授早餐""博士清洁工"等故事。

阿布约的炊事班里广为流传的一段佳话，则是一天早晨浙大系统的8位临床主任共同协作，为医疗队准备了一顿丰盛的早餐。半常按惯例，早餐都是女同胞起床准备，8位临床主任觉得我们每天都那么辛苦，既要在卫生院工作，又要在后勤工作，商量决定由他们接手本由护士姐妹们准备的早餐任务。他们就像执行MDT那样，相互协作，各司其职，各尽所能。陈水芳主任一直在灶边看着稀饭慢煮整整2小时，他笑称自己在家不会做饭，到这里他至少可以看着，不停地搅拌，防止粘锅，防止水分溢出打灭灶火。那顿早餐，大家都吃得非常满足。叶真副厅长欣慰地跟医疗队员们说："八大主任齐上阵做早餐，而且质量那么高、那么丰盛，实在让人感动，这种精神值得推广，得载入浙大史册啊！"

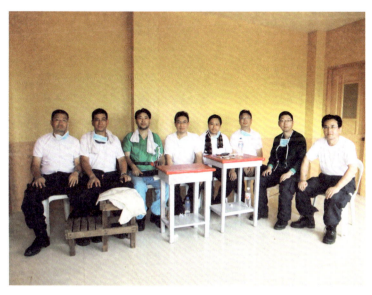

浙大系统"八大主任"组成的炊事班阵营（自左向右依次为汪伟、徐兵、徐三中、张芙荣、陈水芳、杨益大、章宏、沈倩云）

守望相助克时艰，危难时刻显担当

我们和菲律宾人民虽然肤色不同、语言不同、信仰不同、文化背景不同，但我们的爱是无国界的，是相通的。尽管援菲期间生活困苦，但义诊工作却给我们带来了众多难忘的欢乐时刻和欣慰时刻。中国政府应急医疗队不畏艰苦，不遗余力地拯救生命，在阿布约掀起了一股正能量浪潮，深受菲律宾民众好评。当地的百姓在向我们表达他们的谢意时讲道："当我们倒下的时候，你们来了，扶着我们站起来，我们的心里永远不会忘记你们的善举。"在阿布约我们收获了战友间的患难之情，建立了中菲人民间的真挚友谊，我们从内心真正体会了大雁精神的团队文化——相互补力，相互借力，一致向前。我们遵循着以孙思邈"大医精诚"为代表的中国传统职业规范，承袭着以希波克拉底誓言为代表的西方医学道德标准，发扬着以白求恩为代表的革命人道主义精神，在异国他乡救死扶伤，弘扬中

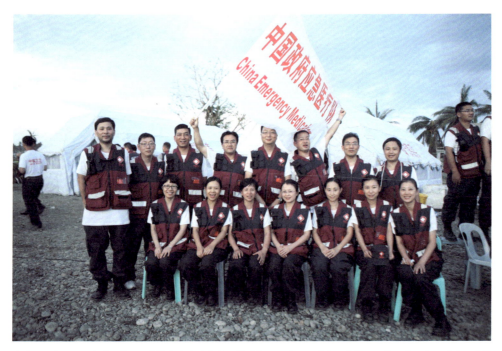

浙大系统外派的医疗队员合影（前排自左向右依次是陈晗倩、罗洁、卫建华、俞超、王萍、张卫宁、盛迪；后排自左向右依次是徐三中、章宏、徐兵、沈倩云、杨益大、汪伟、张芙荣、陈水芳）

国新时期的医疗职业道德和良好风尚。启程回国的那天清晨，当地百姓在营地大门上悬挂了一条感谢标语——"THANK YOU CHINA（谢谢你，中国）！"虽然只有简短的 3 个英语单词，但字里行间流露出的是他们对中国政府应急医疗队的感谢和信任。

"千磨万击还坚劲，任尔东西南北风。"我们圆满、顺利地完成了祖国赋予的使命，我们成功地执行了一场史无前例的远投医疗外交。援菲是我们每一位队员心目中重要的人生驿站。

援菲，我们无怨无悔。

抗疫意大利，中国精神和浙一经验闪耀米兰

呼吸内科　周　华

　　浙江省抗击新冠肺炎疫情纪念册收录了一张特殊的照片。照片中有一只使用过且消过毒的 N95 口罩和一副白底红字的队旗，在口罩和队旗上都签着 13 个名字。这是中国赴意大利抗疫医疗专家组全体队员签名的口罩和队旗，其背后的故事则蕴含着中国精神和中国智慧，闪耀着中国人民对世界人民的大爱。

　　2020 年初，新冠肺炎疫情暴发。在党中央、国务院的坚强领导下，在全国人民的齐心协力下，3 月上旬疫情即得到有效控制。而此时，在意大利新冠肺炎疫情大规模暴发。意大利是当时世界上新冠肺炎疫情最严重的国家，疫情严重冲击着当地居民的基本生活。此时，浙大一院接到国家关于驰援意大利的命令。专家组由浙江省承派，13 人组成，其中浙江省 12 人、国家卫生健康委员会国际交流中心 1 人，包括临床专家 9 人、公共卫生专家 1 人、工作人员 3 人，涉及传染病、中医、感染、呼吸、重症医学、护理、实验室诊断、呼吸治疗、外事、侨务

等方向。传染病专家、时任浙大一院常务副院长裘云庆教授担任队长，浙江省卫生健康委员会合作交流处处长陈正方任临时党支部书记和领队。参加本次援意大利抗疫医疗专家组的浙大一院专家还有：重症医学科蔡洪流副主任医师和廖亿兴呼吸治疗师、感染病科俞海英副主任医师和王晓燕副主任护师、呼吸内科周华副主任医师、检验科余斐主治医师。

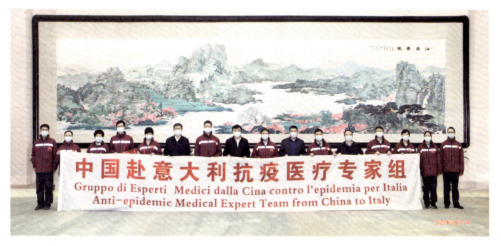

浙江省政府出发仪式上医疗专家组合影

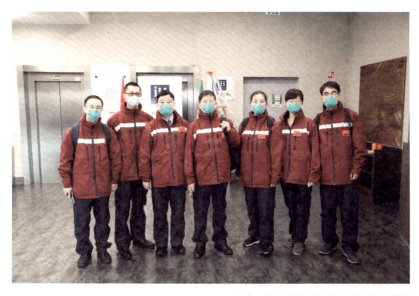

浙大一院医疗队全体队员在米兰驻地合影

抗疫意大利，万里赴戎机

经过约 12 小时的长途飞行，中国赴意大利抗疫医疗专家组一行 13 人和大批物资于当地时间 2020 年 3 月 18 日 16 点 30 分（北京时间 3 月 18 日 23 点 30 分）抵达意大利米兰马尔本萨机场。专家组受到了中华人民共和国驻意大利共和国大使李军华、中国驻米兰总领馆总领事宋雪峰、意大利伦巴第大区副主席法布里佐·萨拉（Fabrizio Sala）、部分华人华侨代表等的接机和欢迎。法布里佐·萨拉激动地说："中国给我们的帮助非常重要，中国捐赠的是我们非常急需的物资，能够救很多人的命，感谢你们，谢谢！"在接受当地媒体采访时，医疗专家组组长、时任浙大一院常务副院长裘云庆教授表示，"专家组将与当地政府、医院和专家进行疫情防控的分享和交流，为他们提供防控和诊疗指导与咨询，还会对当地我国使领馆、中资企业人员、留学生和华人华侨开展医疗卫生指导和帮助"。

3 月 19 日早上 9 点，全员集合出发，与意大利伦巴第大区卫生部门、意大利红十字会进行工作沟通会。伦巴第大区卫生与福利部长朱利奥·加莱拉（Giuglio Gallera）在致辞中感谢中国政府和人民对意大利人民的大力支持，介绍了伦巴特地区疫情情况、已经采取的措施、遇到的困难，以及希望中国医疗专家组当前和将来帮助解决的问题。中国医疗专家组组长裘云庆教授感谢意大利政府和人民在疫情初期对我国的无私援助，强调现在意大利遇到困难，中国政府和人民同意大利人民站在一起。专家组向意方介绍了专家组计划的工作重点：第一，了解防控的各个环节，与意大利同事一起商量解决方案；第二，交流患者救治情况，采取措施，降低病死率。

随着沟通的深入，专家组很快发现意方工作人员的数量是不足的，他们对确诊但未住院的患者实行居家隔离政策，但没有专人跟进监控、管理并保障生活必需等，各个环节上存在着很多不确定因素。专家组带着中国方案、浙江经验、浙一成果与意大利专家进行了详尽的交流，建议意方加大投入，包括管理人员和场地的投入，加强流行病学调查工作，对确诊患者和密切接触者至少要实行集中单间隔离，并进一步筛查疑似患者。

"有千头万绪的工作等着我们去完成，但是专家组等不及了，米兰华人华侨等不及了。"我在当天的日记中写道。

专家组不分昼夜、不分工作日与周末，忘我工作，在短短 15 天内取得了诸多成绩。专家组紧扣政策技术分享与服务侨胞留学生两条主线，聚焦以下 5 个方面开展工作：公共卫生、医疗救治、服务侨胞留学生、物资捐赠和对外宣传。专家组与领事馆工作沟通 2 次、与伦巴第大区政府和地方卫生局对接 3 次，考察医院 3 家 5 次，考察方舱医院 1 家，举办网络宣讲会 4 次、受众超 1.6 万人次，制作面向意大利群众的科普视频 7 个，对 800 余人次有症状的侨胞、留学生提供医疗救助，现场指导 4 家华资企业防控，2 次赴侨胞集中的城市指导慰问，捐赠中药 2 万余人份，形成具有重要价值的政策报告 2 份并提交给伦巴地大区政府，完成所有随行物资捐赠。

万里同好，坚于金石

意大利医疗技术发达，医学水平先进。本次医疗队带去意大利语版的《新冠病毒肺炎防治手册——浙江大学医学院附属第一医院临床经验》受到高度重视。在米兰传染病医院，他们将手册复印分发，要求医生学习，并组织医生与医疗组反复讨论并沟通关键诊疗方案。伦巴第大区卫生部门对意大利语版防疫手册进行了专项研究，伦巴第大区防控中心小组官员达尼洛·塞雷达（Danilo Cereda）先生专程发来了电子邮件，征求我们同意后向大区内的医院全面推广我们的防疫手册。除了伦巴第大区，医疗组还根据意方的要求通过视频会议形式向托斯卡纳、摩德纳等地区的十余家医院介绍了中国抗疫经验和浙大一院的诊疗方案。我们还在 Facebook（脸书）上建了一个中国赴意大利抗疫医疗专家组的页面，开设了交流新冠病毒肺炎诊治的专区，9 万余名意大利医生在这里交流心得、分享经验，有 5000 多名医生提问不同的问题。在这次医疗组的活动中，意大利医疗卫生机构的各类顶级专家都对中国方案平等交流、充满敬意，对中国经验予以充分尊重；普通民众对中国援助充满感激。中国医疗专家组的活动不仅帮助意大利民众提高了防疫意识，而且帮助意大利医院改进了院感控制措施，丰富了新冠病毒肺炎救治经验，也因此在意大利提升了中国的国家形象，增进了中意双方的友谊。

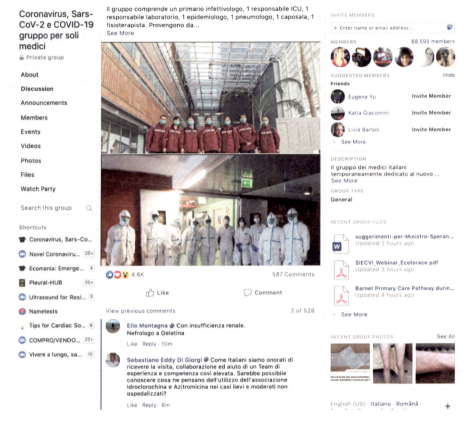

Facebook 上的中国抗疫医疗专家组页面

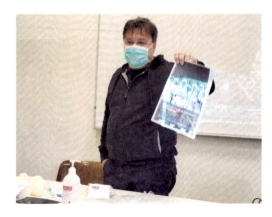

SACCO 医院感染科主任里扎尔迪尼（Giuliano Rizzardini）主持会议学习意大利语版《新冠病毒肺炎防治手册——浙江大学医学院附属第一医院临床经验》

同树之叶，同源之花

专家组更是给广大华人华侨带去了祖国的温暖。2020 年 3 月 24 日，米利亚 – 罗马涅大区摩德纳省省会，专家组与摩德纳大学医院进行了充分的经验交流。准备返程时，专家组得知一名华侨罹患新冠病毒肺炎，目前正在当地医院救治，家属情绪紧张。专家组组长裘云庆教授心里焦急万分，马上通过侨领与患者取得电话联系。裘云庆教授详细了解了患者的发病时间、症状，以及住院和治疗的细节。了解到患者目前心情烦躁、咳嗽明显伴有腹泻，但尚且不需要氧疗，裘教授耐心地告诉患者他的病情属于轻症，在意大利医院的治疗下一定能顺利康复，咳嗽症状的恢复需要时间，不要焦急。患者听了专家对病情走向的解释，对自己的病情有了清晰了解，如释重负，对我们深表感谢。

米兰当地时间 3 月 25 日下午，医疗专家组在驻地酒店举行了新冠病毒肺炎的知识讲座，并面向华人华侨、留学生进行直播。为了准备这次直播，2 天前专家组就开始收集和整理典型问题。针对有共性的典型问题，组内多次开会讨论答案、反复推敲、避免差错，最后指定专家进行答复。直播过程中专家组针对华人们关心的居家隔离注意事项，普通感冒、流感病毒和新冠病毒感染症状的区别，米兰进入花粉期对新冠病毒传播的影响，出门之后的衣服物品的消毒，居住学校的集体宿舍的注意事项，怎样克服恐慌心理，疫情的发展趋势，华人华侨应该回国还是在家隔离等一系列问题进行了充分、详细的讲解。直播持续了 1 小时，背后的准备其实进行了整整 2 天。直播受到了很大的关注，在线人数达 3582 人。留学生代表听完直播后留言说：专家们的详细解答传播了知识、改变了观念，一定能影响我们的日常生活，使我们在意大利能安心学习和生活。中央广播电视总台虽然因为技术原因没能实现在其客户端"央视频"上同步直播，但进行了完整的录播，以惠及更多华人和意大利民众。

这样的民众宣教，专家组每天都在做，他们深知科学防控观念深入人心后减少新发患者是新冠病毒肺炎防控的重中之重，是关键之举。专家组在意大利期间通过网络授课普及新冠病毒肺炎防控知识，通过"网上方舱医院"接诊出现各类

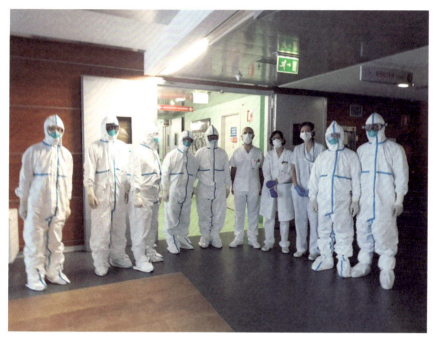

中国抗疫医疗专家组在米兰 SACCO 医院新冠收治病区与病区的意大利医护合影

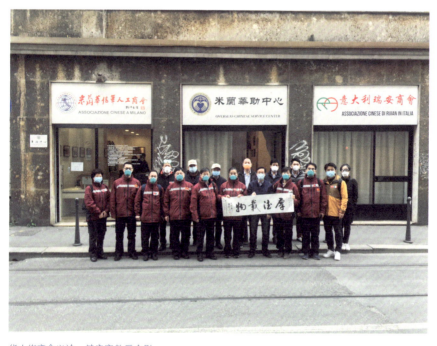

华人街商会义诊、健康宣教后合影

症状的侨胞，通过"移动中药房"为侨胞提供中药服务。参加网络课程的民众达 1.6 万余人次，网上接诊 800 余人次，发放中药 2 万余份。他们说，在严重的疫情面前，意大利侨胞有焦虑情绪，心怀忐忑，专家的到来增加了大家的信心，帮助大家克服了焦虑，是华侨的定心丸。

在意大利抗疫期间，专家组牢记党和政府的重托，无所畏惧、勇往直前，深入疫情最重的伦巴第大区和贝加莫市，深入收治重症患者的米兰传染病医院，深入最危险的重症病房，积极分享中国关于疫情的防控经验和浙大一院新冠病毒肺炎重症患者的救治经验，帮助意大利政府和人民抗击疫情。在意大利侨胞最困难、最无助的时刻，专家组送去了祖国和家乡人民对他们的关怀，提供医疗服务、赠送防护物资，增强了他们战胜疫情的信心。

抗疫意大利，世界同心，我们践行着人类命运共同体的理念！

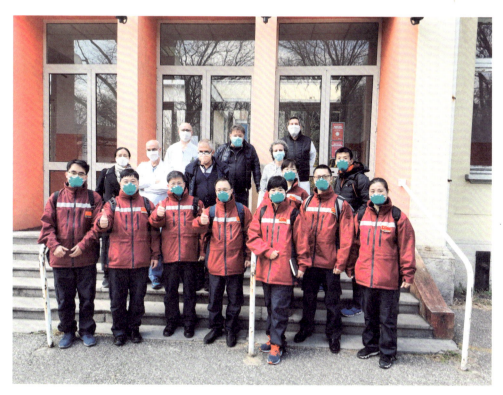

抗疫医疗专家组与 SACCO 新冠救治小组交流后合影

263